CONTRIBUTION A L'ÉTUDE

DE

L'APHASIE MOTRICE

PAR

Le Docteur E. LANTZENBERG

Ancien interne des hôpitaux de Paris

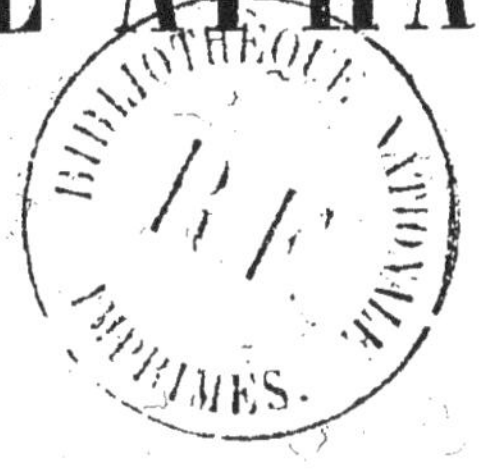

PARIS

G. STEINHEIL, ÉDITEUR

2, RUE CASIMIR-DELAVIGNE, 2

—

1897

CONTRIBUTION A L'ÉTUDE

DE

L'APHASIE MOTRICE

IMPRIMERIE LEMALE ET Cie, HAVRE

CONTRIBUTION A L'ÉTUDE

DE

L'APHASIE MOTRICE

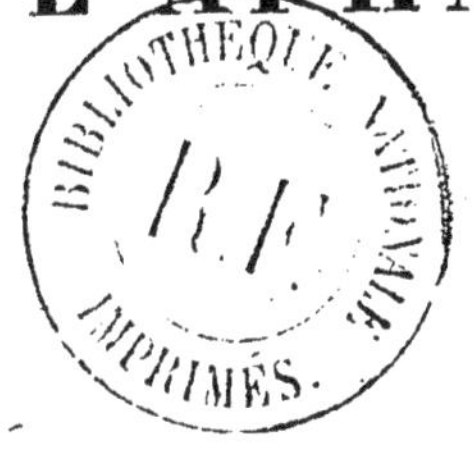

PAR

Le Docteur E. LANTZENBERG

Ancien interne des hôpitaux de Paris

PARIS

G. STEINHEIL, ÉDITEUR

2, RUE CASIMIR-DELAVIGNE, 2

1897

CONTRIBUTION A L'ÉTUDE

DE

L'APHASIE MOTRICE

INTRODUCTION

Ayant pu observer un cas clinique d'aphasie motrice, nous nous sommes proposé, sur les conseils de notre maître M. Brissaud, d'examiner la façon dont cette question était envisagée aujourd'hui. Remarquons immédiatement que nous n'avons entendu nous occuper que des aphasies motrices, ou des troubles des modalités du langage qui ont été considérées comme motrices, le langage articulé et l'écriture ; autrement dit les aphasies intéressant principalement le langage de transmission, oral ou écrit. Ainsi comprises, les aphasies motrices embrassent à la fois celles qui portent sur le langage articulé, auxquelles on réserverait le nom d'aphémie de Broca, et celles qui portent ou porteraient sur le langage écrit et qui prendraient le nom d'agraphie.

Le langage de réception a également sa pathologie : elle constitue le groupe des aphasies sensorielles. Celles-ci n'ont été connues qu'après les aphasies motrices et en sont généralement séparées, cependant nous aurons à y faire allusion en exposant quelques-unes des opinions qui se sont succédé et se succèdent encore journellement dans l'histoire des aphasies motrices.

Le rôle de l'hypothèse est encore considérable dans l'interprétation des symptômes aphasiques ; aussi avons-nous cru devoir citer presque intégralement les travaux de Goldscheider relatifs à la lecture. Celui-ci, en montrant que dans l'acte de la lecture l'épellation n'occupe pas la place importante qui lui a été assignée, a ébranlé les conclusions qu'on avait voulu tirer de ce fait, pour établir des rapports d'influence de certains troubles du langage sur l'état de la lecture.

On peut, en présence d'un cas d'aphasie motrice, chercher à savoir si elle est produite par une lésion corticale ou une lésion sous-corticale, aussi avons-nous exposé les éléments employés pour la solution de ce problème. Nous avons été conduit ensuite à toucher au chapitre de l'existence ou de la non-existence d'un centre d'images motrices graphiques et à peser quelques-uns des arguments de l'une ou de l'autre hypothèse.

Nous terminons en relatant quelques essais de traitement des aphasiques moteurs.

HISTORIQUE

Le terme aphasie est entré dans la nomenclature nosographique depuis une trentaine d'années et un grand nombre de travaux et de documents ont été publiés sur cette question. Cette abondance de matériaux s'explique sans doute par une des particularités du sujet ; il s'agit, en effet, de l'étude des troubles des fonctions du langage, le langage étant la faculté d'user des signes. Cette faculté paraît éminemment réservée à l'espèce humaine et son étude physiologique, c'est-à-dire son étude expérimentale, ne peut donc s'appuyer que sur des observations faites sur l'homme. C'est conclure que la physiologie et la pathologie du langage doivent marcher de front. D'ailleurs le fait n'a pas manqué de se produire. On peut dire que c'est l'étude de l'aphasie qui a conduit à l'étude du mécanisme du langage, en un mot, que la pathologie a précédé la physiologie. La physiologie à déterminer ici n'est pas celle d'un organe, mais bien celle d'une fonction ; cette étude sera, dans l'espèce, d'une complexité particulière, puisqu'elle relève, par plus d'un point, de la psychophysiologie. On devra établir, et le mécanisme de cette fonction, et le siège de cette fonction, c'est-à-dire l'organe, ou les parties d'organes, au niveau desquels le mécanisme s'exécute et ces deux questions sont, au reste, intimement liées l'une à l'autre. Aucune d'elles n'a reçu jusqu'ici une réponse entièrement satisfaisante, et généralement adoptée par les cliniciens. L'accord existe, d'une façon moyenne, sur le siège et le mécanisme de la plupart des fonctions dont on examine les manifestations morbides : il n'en est rien pour l'aphasie. Dès lors, presque chaque observateur se voit dans l'obligation d'exposer sa théorie du langage avant de décrire les symptômes constatés par lui : tel est l'élément caractéristique de l'histoire de l'aphasie.

On rappellera ici les principales périodes de cette histoire, prenant le mot aphasie dans son sens le plus étendu, de troubles quelconques de la faculté du langage.

Après avoir, de 1825 à 1865, longuement combattu en faveur d'une localisation cérébrale du principe législateur de la parole, Bouillaud a déclaré qu'en bonne justice l'histoire de l'aphasie devait commencer à Broca. Grâce au travail critique auquel s'est livré Bernard, il n'est plus nécessaire aujourd'hui, soit de recommencer le traditionnel pèlerinage aux œuvres hippocratiques, soit de peser des revendications de priorité comme devait en susciter la découverte de Broca.

En 1861, après avoir rapporté l'observation de deux malades, Broca estime que l'intégrité de la troisième frontale et peut-être de la deuxième est indispensable à l'exercice de la faculté du langage articulé.

En 1865, ayant réuni une vingtaine d'observations, il établit que, chez les droitiers, la fonction du langage siège dans la partie postérieure de la troisième circonvolution frontale gauche, et que, chez les gauchers, elle siègera vraisemblablement à droite. L'oubli du procédé qu'il faut suivre pour articuler les mots fut un nouveau symptôme qu'on dénomma aphasie à la suite de Trousseau, et ce, malgré le talent philologique déployé par Broca en faveur du terme aphémie, proposé par lui.

L'usage, en consacrant le terme aphasie, en a toutefois élargi le sens. Ce terme ne s'applique plus uniquement à la perte du langage articulé mais aux troubles de toutes les modalités du langage (langage oral, langage écrit, intonation, etc,). Dès lors, dans une description symptomatique précise, il est nécessaire d'indiquer quelles sont les modalités du langage qui sont altérées. Ces variétés de l'aphasie ont été mises au jour par les travaux ultérieurs à ceux de Broca.

De nombreux auteurs se sont en effet occupés de l'aphasie. Nous nous bornerons à signaler les opinions de quelques-uns d'entre eux, à savoir : Wernicke, Kussmaul, Charcot, Lichtheim, Freud, Dejerine et Wyllie. La plupart de ces travaux ont été résumés dans un mémoire de MM. Gombault et Philippe auquel nous ferons par la suite de larges emprunts.

Wernicke établit successivement que les mouvements volontaires peuvent être assimilés à des mouvements réflexes, dont l'arc diastaltique serait situé dans l'écorce cérébrale ; puis que les mouvements du langage doivent être considérés comme des mouvements volontaires exécutés avec conscience. Lorsque l'enfant apprend à parler, il s'exerce à l'imitation du mot entendu. C'est le territoire cérébral qui entoure la scissure de Sylvius qui sert à la fonction du langage; la première temporale représente le centre des images auditives des mots, la troisième frontale le centre des représentations motrices des mots; les fibres propres situées dans l'insula forment l'arc réflexe psychique.

Il semble que, dans le langage parlé habituel, il y ait un réveil de l'image auditive du mot. Cette image exercerait un contrôle permanent et inconscient sur l'émission de la parole articulée. Dans l'acte de la lecture, il y a association de l'image optique de la lettre ou du mot à l'image auditive; cette association suffit pour la compréhension de la lettre ou du mot. L'écriture tient à une association entre le centre des images optiques et le centre des mouvements nécessaires à l'acte d'é-crire, toutefois il n'existe pas de centre de l'agraphie pour Wernicke.

Appliquant ces données à l'étude de l'aphasie motrice corticale, Wernicke trouve que cette forme présente les caractères suivants. L'aphasie corticale motrice est produite par une lésion de la circon-volution d'enceinte, dans sa partie antérieure ou frontale. Le malade a perdu la parole articulée, parfois il possède quelques mots qu'il emploie indistinctement pour tous les objets, dans toutes ses phrases. L'audition verbale est intacte. L'écriture est gênée suivant plusieurs modes, soit par perte des mouvements fins de l'écriture, soit par perte du système d'association entre les images motrices d'articula-tion et les mouvements graphiques, soit par destruction d'un système d'association entre ces mouvements graphiques et le lobe temporal gauche. Pour la lecture, une distinction s'impose; la lecture à haute voix est supprimée, mais par contre la lecture mentale est toujours conservée chez l'individu instruit, mais, chez celui qui pour lire a besoin d'épeler les mots et par conséquent de se servir de ses images motrices d'articulation, les deux lectures (mentale et à haute voix) sont également détruites. [Gombault et Philippe.]

Outre l'aphasie motrice corticale, Wernicke décrit encore l'aphasie sensorielle corticale, deux formes d'aphasie tenant à une interruption des voies reliant à la périphérie les deux centres corticaux, moteur et sensoriel, et une cinquième et dernière forme, l'aphasie de conducti-bilité, due à l'interruption des fibres d'association reliant entre eux les deux centres corticaux.

Kussmaul, en 1876, dédouble l'aphasie sensorielle de Wernicke et, suivant que le trouble porte plutôt sur le langage oral ou sur le langage écrit, il distingue soit la surdité verbale, soit la cécité verbale.

En 1885, Lichtheim propose un nouveau schéma des aphasies. Au lieu des cinq formes primitives de Wernicke, il arrive à décrire sept formes d'aphasie. Voici le schéma et les formes correspondantes d'aphasie indiquées par Lichtheim, mais avec les noms que Wernicke leur a assignés plus tard.

Dans ce schéma, A désigne le centre auditif verbal ; M, le centre moteur d'articulation ; B, le centre de l'idéation ; a, l'organe périphérique de l'ouïe ; m, les organes périphériques chargés de l'articulation. La voie aA sera centripète et la voie Mm sera centrifuge.

La lésion du centre A (2) donnera lieu à l'aphasie sensorielle corticale.

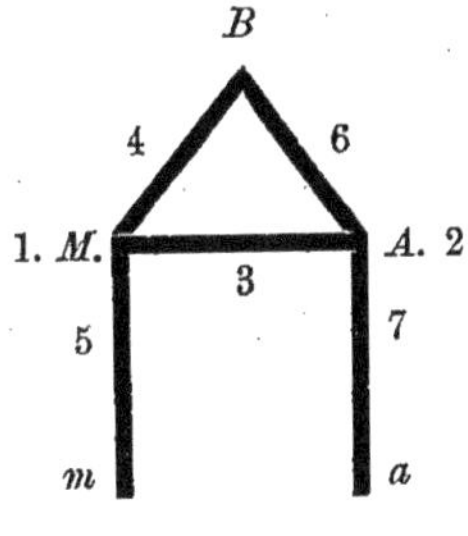

La lésion de la voie $a A$ (7) donnera lieu à l'aphasie sensorielle sous-corticale.

La lésion de la voie $A B$ (6) donnera lieu à l'aphasie sensorielle transcorticale.

La lésion du centre M (1) donnera lieu à l'aphasie motrice corticale.

La lésion de la voie $M m$ (5) donnera lieu à l'aphasie motrice sous-corticale.

La lésion de la voie BM (4) donnera lieu à l'aphasie motrice transcorticale.

La lésion de la voie AM (3) donnera lieu à l'aphasie de conductibilité.

L'exposé psychologique de la faculté du langage, proposé par Lichtheim, ne diffère pas de celui de Wernicke dans ses parties essentielles. — Mais dans son schéma intervient l'hypothèse d'un centre de l'idéation. Ce centre ne doit pas être considéré comme un centre unique ou exactement localisé, mais il faut se représenter les voies BM et BA comme des faisceaux rayonnant de toute la corticalité vers M ou vers A. La lésion de ces voies devra donc siéger dans la substance blanche immédiatement sous-jacente aux centres de Broca et de Wernicke. Au sujet de la localisation des voies motrices, Lichtheim fait la remarque suivante relativement à la voie Mm ou centrifuge du langage articulé : cette voie est cortico-bulbaire. Aussi est-on amené à conclure qu'une lésion de la capsule interne ou du pédoncule gauches devra être suivie d'une aphasie comparable à celle qui succède à la destruction du centre de Broca. Or c'est là l'exception : il faut donc penser, qu'avant d'arriver dans la capsule interne gauche, une partie des voies motrices d'articulation s'est décussée pour passer dans l'hémisphère droit. Ce qui distingue les aphasies des paralysies pseudo-bulbaires, c'est que, dans les premières, le trouble a un caractère verbal; dans les secondes, un caractère vocal : il s'agit alors du trouble de l'articulation ou mieux de l'émission du son à haute voix. La lésion du centre de Broca détermine des troubles de l'articulation des mots et non des troubles de l'émission des sons, car les souvenirs moteurs de la parole ne sont pas liés à des sons, mais à des mots.

Passant ensuite aux troubles du langage, Lichtheim décrit ainsi les diverses formes d'aphasie.

Dans l'aphasie sensorielle corticale, il y a perte de la compréhension de la parole articulée, perte de la compréhension des textes lus, perte de l'écriture sous dictée, perte de la parole répétée, perte de la lecture à haute voix. Il y a conservation de l'écriture volontaire, de la faculté de copier. La parole volontaire est conservée, mais souvent un mot est pris et prononcé pour un autre, on dit qu'il y a *para-phasie*.

Aphasie sensorielle sous-corticale : perte de la compréhension de la parole articulée, perte de l'écriture sous dictée et de la parole répétée; conservation des autres modalités du langage.

Dans l'aphasie sensorielle transcorticale, on note la conservation de la parole volontaire, mais avec paraphasie; la conservation, mais sans compréhension par le malade, de la parole répétée, de la lecture à haute voix, de l'écriture sous dictée. L'écriture volontaire est intacte, mais un mot est quelquefois écrit à la place d'un autre, il y a *paragraphie*. La compréhension de la parole parlée et des textes lus est perdue, la faculté de copier subsiste.

Dans l'aphasie motrice corticale on trouve : perte de la parole articulée volontaire et répétée, de la lecture à haute voix, de l'écriture volontaire et sous dictée, conservation de la compréhension de la parole articulée et des textes lus, conservation de la faculté de copier.

Dans l'aphasie motrice sous-corticale, la parole articulée volontaire et répétée, la lecture à haute voix sont supprimées ; par contre, sont maintenues : l'écriture volontaire et sous dictée, la faculté de copier, et la compréhension de la parole articulée et des textes lus. Ici Lichtheim explique ainsi la conservation de l'écriture spontanée. Les deux hémisphères président aux mouvements de l'écriture, ils sont reliés par des fibres commissurales, et un seul d'entre eux, en cas de lésion de l'autre, peut suffire à l'intégrité de la fonction.

Dans l'aphasie motrice transcorticale, la parole et l'écriture volontaires sont perdues, les autres modalités du langage sont conservées.

Dans l'aphasie de conductibilité, la parole répétée, la lecture à haute voix sont perdues, de même que la parole et l'écriture volontaire, l'écriture sous dictée. Souvent la perte n'est pas absolue, il y a seulement paraphasie, paragraphie, altération de la lecture à haute voix, de la parole répétée et de l'écriture sous dictée. Conservation de la compréhension de la parole articulée, et des textes lus, de la faculté de copier.

Comme Lichtheim l'a indiqué, il ne s'agit au fond que de cadres théoriques prêts à recevoir les tableaux cliniques correspondants.

Les études du professeur Charcot et de ses élèves sur les troubles du langage paraissent à partir de 1883. Acceptant, pour l'acquisition du langage oral et du langage écrit, les théories de Wernicke et Kussmaul, M. Charcot les complète, en montrant que par l'usage se spécialisent quatre centres pour le langage, savoir : le centre moteur d'articulation, le centre moteur graphique, le centre optique verbal, le centre auditif verbal. Un seul d'entre eux devient prédominant dans la fonction du langage, mais ce centre est variable suivant les individus. Aussi la destruction de l'un de ces centres entraînera, en dehors de l'abolition des fonctions dévolues à ce centre, des troubles du langage différents, suivant le type psychologique du malade relativement au langage.

La théorie de Charcot a été ainsi exposée par M. Brissaud.

« Les centres du langage sont les uns des centres de réception voisins des centres de la vue et de l'ouïe, centres dans lesquels nous emmagasinons les images des mots entendus, ou lus ; les autres des centres qui transmettent aux centres moteurs proprement dits les ordres musculaires qui exprimeront les mots parlés, ou traceront les mots écrits. Les premiers sont des centres sensoriels spéciaux ou spécialisés ; leur destruction entraîne une *aphasie sensorielle* (aphasie de réception). Les seconds ne sont ni des centres sensoriels ni des centres moteurs à proprement parler. Ils seraient plutôt moteurs mais spécialisés, en ce sens qu'ils gardent les souvenirs des mouvements à exécuter dans le langage parlé ou écrit ; et, comme ils tiennent sous leur dépendance immédiate des centres moteurs, ils ne manifestent leur existence que par des mouvements. Aussi dit-on que leur destruction produit une *aphasie motrice* (aphasie de transmission). Ces quatre centres forment un tout complexe, dans lequel peuvent prédominer les aptitudes fonctionnelles des uns ou des autres. L'aptitude prédominante varie suivant l'éducation et la tendance individuelle. Si c'est le centre visuel verbal, ou l'auditif verbal, ou le moteur d'articulation, ou enfin le graphique qui prend la plus grande part au langage, on dira du sujet qu'il est visuel, auditif, moteur... Or il ne faut jamais perdre de vue cet élément prédominant quand il s'agit d'interpréter un cas d'aphasie complexe. Chez un sujet visuel et surtout peu éduqué, la cécité verbale entraînera l'agraphie (agraphie sensorielle). Ainsi un « moteur », privé de son centre d'articulation, pourra devenir par ce fait même agraphique. De même on verra la surdité verbale entraîner l'aphémie (aphasie motrice proprement dite) de Broca ou perte du langage articulé *sans lésion du centre moteur d'articulation*. On le voit, les centres du langage sont réunis les uns aux autres par des fibres commissurales de première importance et ce fait donne lieu encore à une division de différents modes de l'aphasie, en *aphasie sous-corticale* et *aphasie corticale* ; car chaque centre peut être mis hors d'usage, tantôt par sa destruction même, tantôt par la destruction de ses communications, soit avec la autres centres de langage, soit avec les centres moteurs en rapport avec le langage.......

Le *centre visuel verbal*, dont la destruction donne lieu à la cécité verbale, siège à la partie postéro-inférieure de la deuxième circonvolution pariétale gauche ou pli courbe... Le *centre auditif verbal* dont la destruction donne la surdité verbale peut être considéré comme siégeant à la partie moyenne de la première circonvolution temporale gauche. Le *centre moteur d'articulation* en rapport avec l'aphémie de Broca est au pied de la troisième circonvolution frontale gauche. *Le centre de la mémoire des mouvements destinés à tracer les mots écrits* dont la lésion donne lieu à l'agraphie est au pied de la deuxième circonvolution frontale. »

Avec M. Marie, il faut remarquer que, sur un schéma, les centres visuel et auditif « ne sont rattachés au monde extérieur que par une seule ligne à direction centripète. Ce ne sont en effet que des centres d'impression. Au contraire, les centres moteurs de l'articulation et de l'écriture sont rattachés au monde extérieur par deux lignes, l'une centrifuge, l'autre centripète. C'est que, tout en étant surtout des centres d'expression, ils sont aussi pour une certaine part des centres d'impression ».

A l'occasion d'une observation de Grashey, Wernicke publie un travail de critique générale sur les aphasies. Après quelques considérations sur la distinction à établir entre l'aphasie et l'anarthrie, sur la possibilité de la coexistence de ces deux modalités symptomatiques, il arrive à l'examen du mémoire de Lichtheim. Il pose qu'il allait en accepter la plupart des conclusions pathologiques, lorsqu'est survenue l'observation du malade de Grashey. Ce malade présentait le phénomène suivant. Pour trouver le nom d'un objet, il lui fallait voir cet objet en même temps qu'il écrivait son nom lettre par lettre ; — si l'une de ces conditions venait à manquer, il demeurait dans l'impossibilité de donner le nom de cet objet. Ainsi, ce qui était impossible pour sa mémoire, l'écriture le lui permettait encore, car par elle, la première lettre du nom de l'objet était fixée et ne disparaissait plus pendant que le malade était occupé à écrire la seconde. Si l'on éloignait l'objet pendant quelques instants pour le lui représenter quelques instants plus tard, le malade ne se souvenait plus l'avoir vu. Il y avait donc un véritable trouble de la mémoire ; ce trouble existait aussi bien pour les nombres que pour les objets. C'est ainsi par exemple que, si on lui mettait en main une carte à jouer, le six de trèfle, en lui disant : « C'est du trèfle, mais quelle carte de trèfle est-ce ? » il n'arrivait à répondre exactement qu'après avoir compté les trèfles l'un après l'autre. — Du pain lui est présenté, il se rappelle que le mot correspondant à l'objet figure dans une prière et il se met à réciter le *Pater* jusqu'au mot « pain ». Ce serait là une variété de l'aphasie amnestique.

D'après cette observation, la lecture et l'écriture se feraient par un mécanisme d'épellation. Pour Wernicke, l'épellation ne peut s'accomplir que si les voies auditivo-motrices sont intactes ; or, cette condition n'étant pas réalisée dans les aphasies corticales, motrices ou sensorielles, il suit logiquement que dans ces formes le langage écrit sera altéré, soit qu'il s'agisse de comprendre un texte lu, soit qu'il s'agisse d'écrire : il y aura alexie et agraphie. Toutefois, dans ces cas, l'agraphie n'est pas totale, en effet, la faculté de copier n'est pas abolie, néanmoins, elle est modifiée ; la copie mécanique du modèle est seule possible, c'est-à-dire que l'imprimé est reproduit en imprimé, le manuscrit en manuscrit, les deux comme un dessin à reproduire ; bref, le malade copie sans comprendre puisque chez lui l'idée du mot est incomplète.

L'écriture n'étant autre chose que la copie des souvenirs optiques des lettres, exécutée plus rapidement par suite de l'habitude, il n'existe pas de centres des mouvements graphiques. De même, Wernicke n'admet pas de centre pour la lecture. En un mot, le langage oral seul possède des centres corticaux ; il n'y en a point pour le langage écrit.

Freud n'admet plus de centres corticaux fonctionnellement distincts dans la zone du langage ; pour lui, dans toute aphasie, il y a lésions des faisceaux d'association intra-corticaux ou sous-corticaux, lésions combinées ou associées entre elles dans des proportions variables. Les différentes images du langage constituent des actes psychiques, c'est-à-dire complexes et composés d'éléments physiques (moteurs et sensitifs). L'élément physique est localisable mais l'acte psychique ne l'est pas. [Gombault et Philippe.]

Les travaux de Wernicke et Freud ont été adoptés en France par M. Dejerine, mais avec des modifications. Avec le second de ces auteurs, M. Dejerine pense qu'il n'existe qu'une zone unique du langage, mais comprenant des centres d'images du langage comme l'a supposé Wernicke. Cependant, alors que l'auteur allemand n'admettait que deux centres corticaux du langage oral, le centre auditif et le centre moteur d'articulation, M. Dejerine accepte un troisième centre pour le langage écrit, le centre optique verbal. Il a d'ailleurs contribué pour la plus grande part à la localisation de ce centre au niveau du pli courbe. Il rejette l'existence d'un centre des images graphiques motrices. Les aphasies doivent être divisées en deux groupes suivant qu'elles relèvent d'une lésion corticale de la zone du langage ou bien d'une lésion des faisceaux d'association, unissant entre eux divers points de cette zone : les premières seront les *aphasies vraies*, les secondes, les *aphasies pures*. Au sujet des premières, les aphasies vraies, voici comment s'expriment MM. Dejerine et Mirallié.

« Il existe, pour la fonction du langage, un centre unique étendu du pied de la troisième circonvolution frontale au pli courbe, en passant par la partie postérieure de la première circonvolution temporale. Chaque extrémité de cette zone comprend un centre d'images du langage ; la circonvolution de Broca comprenant le centre moteur d'articulation ; la première temporale, celui des images auditives, et le pli courbe, celui des images visuelles des mots. Ces centres, reliés entre eux par des faisceaux d'association, sont en outre en contact avec les fibres d'où dérivent leurs fonctions — fibres de projection bulbaire pour le centre moteur, fibres d'expansion terminales de l'auditif pour la première temporale, fibres reliant le pli courbe à la zone corticale visuelle.

« La zone du langage constitue un centre unique, complexe, dont les divers éléments tirent leur spécialisation de leurs rapports spéciaux dans la corticalité générale, mais toute altération de cette zone, en un point quelconque de son étendue, entraîne, non pas des troubles limités à tel ou tel mode du langage, mais une prédominance des troubles de cette forme du langage avec troubles atténués des autres formes.

« Il ne faudrait pas croire cependant qu'une lésion de cette zone entraîne des altérations égales pour les diverses formes du langage. Il existe à ce point de vue une différence très nette entre les diverses manières d'extérioriser sa pensée. Toutes les images, auditives, motrices d'articulation, visuelles et graphiques, se développent suivant un ordre bien déterminé, toujours le même chez tous les sujets normaux.

« C'est en effet par l'ouïe d'abord que nous acquérons la notion des mots et si, lorsque nous pensons en idées abstraites, nous pouvons nous cataloguer en visuels, auditifs, etc., quand nous pensons par contre d'une manière concrète, quand, en d'autres termes, nous faisons du langage intérieur, nous pensons alors avec des mots et ces mots, nous les entendons résonner à notre oreille, en même temps que nous avons conscience des mouvements nécessaires pour les prononcer.

« Il existe donc une véritable hiérarchie des centres présidant aux différentes modalités du langage et les images sont d'autant plus fixes, d'autant plus résistantes, qu'elles sont d'ordre d'acquisition plus ancienne. Les deux premiers centres de beaucoup les plus fixes sont les centres des images auditives et motrices d'articulation. Ce n'est que beaucoup plus tard, que l'enfant apprend à rattacher aux images auditives et motrices l'image visuelle des mots, transcription manuscrite ou imprimée de la parole parlée. L'écriture enfin est celui de tous les modes du langage qui s'apprend en dernier; aussi, on voit l'agraphie exister dans toutes les formes d'aphasie relevant de lésions siégeant dans la zone du langage. »

M. Mirallié distingue, dans sa thèse, trois variétés d'aphasies vraies : l'aphasie motrice, l'aphasie sensorielle, l'aphasie complexe, suivant que la lésion siège sur le centre de Broca, sur le centre de Wernicke ou bien enfin est étendue à toute la zone du langage. Il n'y a pas de variété correspondant à une lésion du pli courbe; cependant, dans l'aphasie sensorielle, il y a lieu de distinguer deux sous-variétés qui en sont ordinairement le reliquat; la surdité verbale corticale et la cécité verbale corticale. Si les fibres, unissant ces centres à d'autres points fonctionnellement correspondants, sont lésées, on aura les aphasies pures; aphasie motrice pure sous-corticale, cécité verbale pure, surdité verbale pure. Tout se borne à la perte d'un seul mode d'expression ou de compréhension de la pensée.

Dans un ouvrage récent sur les désordres du langage, Wyllie a au fond pratiquement fait sien l'enseignement de Charcot. La notion du mot, dit-il en substance, est formée par la réunion de différentes images, déposées dans des centres spéciaux de l'écorce. Ces images sont au nombre de deux, l'une sensorielle, l'autre motrice. Le son est d'abord déposé dans le centre cortical de l'audition; peu à peu, sous l'influence du centre auditif, l'enfant excite le centre moteur à reproduire le mot entendu et, par ces essais, il acquiert une seconde image ou mémoire, qui se dépose dans le centre moteur d'articulation. Le plaisir de mouvement du langage articulé chez l'enfant est tel, que souvent il répète les paroles comme un perroquet, présentant une

L.
2

sorte d'écholalie. La mémoire auditive est alors plus développée plus vivace que la mémoire des images motrices : à ce moment, l'enfant est encore incapable d'évoquer un mot dans son langage intérieur. De même, un adulte ne possède bien une langue étrangère que lorsque les souvenirs des images auditives et motrices sont bien et définitivement fixés. C'est à l'association de ces deux images, motrice et auditive, qu'est due la compréhension du mot ; les images auditives ont le pas sur les images motrices dans le langage entendu ; elles le leur cèdent dans le langage parlé. Dans le langage intérieur, les images auditives et les images motrices sont pour ainsi dire également présentes. Wyllie désigne sous le nom de premier couple l'ensemble des images auditives et motrices (1).

Pour lire, les images visuelles éveillent les images du premier couple. Peut-être même y a-t-il agrégation d'un léger élément moteur graphique. L'écriture spontanée comprend successivement la mise en train du premier couple, celle des images optiques et enfin, celles des images motrices graphiques aussitôt extériorisées dans l'acte d'écrire. Les images motrices graphiques arriveraient à une certaine indépendance chez l'individu ayant une grande habitude de l'écriture.

Wyllie étudie alors successivement les différents troubles que l'on constatera dans le langage, selon que tel ou tel des quatre centres corticaux sera lésé. Dans l'aphasie motrice corticale on observerait la perte du langage articulé volontaire, l'absence de surdité verbale, la perte de l'écriture spontanée, mais celle-ci pourrait cependant être conservée, sans qu'il y ait lieu d'invoquer une lésion sous-corticale. L'alexie existe à un degré plus ou moins marqué. La parole répétée est impossible, la faculté de copier est conservée.

Pour résumer cet historique forcément incomplet, on peut dire que ni le siège, ni le mécanisme du langage, ne sont, à l'heure actuelle, parfaitement connus. Tout d'abord, au sujet du siège de la fonction du langage, on voit que, si la plupart des auteurs admettent des aphasies corticales et des aphasies sous-corticales, par contre, Freud se refuse à croire à l'existence des centres corticaux du langage, ex-

---

(1) A titre complémentaire, signalons quelques-unes des autres modifications terminologiques proposées par l'auteur écossais ; logagnosie visuelle au lieu de cécité verbale, logagnosie auditive au lieu de surdité verbale, pragmatagnosie visuelle au lieu de cécité psychique.

plique toutes les aphasies par des lésions des fibres blanches, et les classe toutes parmi les aphasies de conductibilité.

Au sujet des centres corticaux du langage, avant le professeur Charcot, on n'avait guère considéré que le langage oral. D'après les travaux de Wernicke et Broca, il existerait, pour le langage oral, un centre de réception, centre auditif verbal, et un centre de transmission, centre moteur d'articulation. M. Charcot éclaira d'un jour nouveau le mécanisme du langage en étudiant le langage intérieur et le rôle que peut y jouer le langage écrit. Immédiatement surgit la question de l'existence des centres corticaux du langage écrit. Elle est résolue par l'affirmative par M. Charcot. Le langage écrit, comme le langage oral, possède un centre de réception et un centre de transmission. Wyllie, autant que nous avons pu en juger, adopte cette doctrine. M. Dejerine n'admet, pour le langage écrit, qu'un seul centre, le centre visuel verbal ou centre de réception, et rejette l'existence d'un centre spécialisé d'images motrices graphiques, en même temps qu'il se rattache partiellement à la conception de Freud en adoptant une zone unique du langage.

ÉTIOLOGIE. — PATHOGÉNIE

Notre intention n'est pas de faire figurer dans ce chapitre l'énumération de la plupart des circonstances qui interviennent dans l'étiologie des aphasies, soit des causes prédisposantes, soit des causes déterminantes. De même, l'anatomie pathologique sera passée sous silence ; il ne sera pas fait mention des lésions causales de l'aphasie, de leur siège ou de leur nature. Notre but est simplement d'insister sur une question d'ordre plutôt physiologique, qui pourra, jusqu'à un certain point, être considérée comme une introduction à l'étude de la pathogénie des aphasies. Nous n'avons pas su trouver, pour la fonction du langage, un exposé physiologique ayant force de loi dans le monde médical. Cependant, la physiologie et la pathologie de la lecture et de l'écriture ont été spécialement étudiées en Allemagne par M. Goldscheider et ses élèves, MM. Müller, Blechler et Mohr. Ces recherches ne nous ont pas paru basées sur le raisonnement et l'observation intérieure, mais bien avoir revêtu un caractère expérimental assez tranché ; aussi les lignes qui vont suivre ne seront-elles qu'une exposition aussi fidèle que possible des travaux de ces auteurs. Si leurs résultats ne sont pas absolument inattaquables et applicables à tous les cas, ils ont du moins l'avantage de faire ressortir la complexité des problèmes soulevés par l'étude du langage et de mettre en garde contre l'adoption d'une pathogénie univoque dans cette question des aphasies et des rapports de dépendance des diverses modalités du langage entre elles.

On a vu plus haut qu'à la suite d'une observation de Grashey, Wernicke avait accepté que toujours la lecture et l'écriture s'effectuaient par un mécanisme d'épellation. Il en avait déduit le mode d'origine des différentes variétés d'alexie et d'agraphie. Cette conception est-elle conforme à la réalité des faits ? Tel est le point que les travaux allemands susvisés devaient essayer d'élucider.

Tout d'abord : En quoi peut consister la lecture par épellation ?

Quelle différence y a-t-il entre la lecture par épellation et la lecture sans épellation, par image optique verbale ? Dans la lecture par épellation, il faut admettre que, dans la série des lettres réunies pour former un mot, chaque signe littéral, chaque lettre, donne lieu à une image optique. Celle-ci réveille l'image auditive qui lui est associée. L'image auditive du mot entier résulterait alors de la fusion de toutes les images auditives littérales. Ce mécanisme, apparent chez l'enfant qui apprend à lire et chez l'homme peu instruit, serait latent chez l'homme habitué à la lecture.

Par contre, dans la lecture sans épellation, le mot donnerait lieu immédiatement à une image optique, à une représentation d'ensemble comme le ferait un objet quelconque. Cette image optique serait, par des voies d'association, reliée à l'image auditive du mot. Ici, chaque caractère d'écriture n'est donc pas vu comme élément particulier, il ne s'associe pas aux images optiques des autres lettres constitutives du mot ; l'ensemble des lettres forme une image qui est vue pour ainsi dire en une seule fois.

Pour résoudre ce problème : la lecture se fait-elle ou non par épellation ? MM. Goldscheider et Müller ont procédé en allant du simple au composé. Ils ont remarqué que, si un mot est formé d'un assemblage de lettres, la lettre, à son tour, est formée d'un assemblage de lignes, de courbes, de cercles, bref de figures géométriques. Si la lettre est, comme le mot, un composé d'éléments divers, une question similaire se pose. Tout à l'heure, les uns disaient : pour reconnaître le mot, il suffit d'en voir la figure d'ensemble ; les autres opposaient : pour reconnaître le mot, il faut le décomposer en ses éléments, les lettres. Ne peut-on pas, avec raison, se demander alors : comment procède-t-on pour reconnaître une lettre alphabétique ? Suffit-il d'en avoir une image optique immédiate ou bien cette image optique n'est-elle obtenue qu'après décomposition de la lettre en ses éléments ? On le voit, on peut, au sujet de la lecture de la lettre alphabétique, se poser une question analogue à celle que soulève la lecture du mot : La lecture du mot se fait-elle ou non par épellation ? Aussi l'étude du mécanisme de la lecture des éléments des lettres précédera l'étude du mécanisme de la lecture des lettres, des mots et des groupes de mots.

L'appareil, dont les auteurs se sont servi dans leurs expériences, avait pour but de ne laisser examiner un modèle ou un texte de lecture que pendant un laps de temps déterminé, le premier examen permettait ou non au sujet observé de reproduire le modèle ou le texte qu'il avait eu sous les yeux. Selon les cas, le sujet était admis à examiner une seconde, une troisième fois ou plus, le modèle, et ce, toujours pendant le même temps, jusqu'à ce qu'il eût fait une lecture correcte ; note était prise alors du nombre d'examens successifs nécessaires pour arriver à cette lecture correcte . Le dispositif de l'appareil était assez simple. Un disque de carton, placé horizontalement, était mû par un petit moteur hydraulique. Parallèlement à la direction d'un rayon, il présentait une fente, qui partait de la périphérie du disque et se prolongeait de trois centimètres sur le rayon : la largeur de cette fente pouvait être augmentée ou diminuée à volonté. Le modèle, le texte de lecture, était placé à dix centimètres au-dessous de ce disque. Au-dessus du disque était fixé verticalement un tube de laiton, noirci à son intérieur et ouvert à ses deux extrémités ; dans la rotation du disque, la fente venait à un moment donné se placer au-dessous de l'extrémité inférieure du tube, l'œil du sujet regardait par l'extrémité supérieure du tube. Pendant la rotation du disque, l'observateur verra d'abord le bord supérieur puis le bord inférieur du modèle ; il n'en verra l'ensemble que pendant un certain intervalle de temps. La durée de cet intervalle de temps s'obtient facilement en sachant le nombre de tours du disque à la minute, la longueur de sa circonférence et la largeur de la fente. Ce temps de visibilitédu modèle était en général de un centième de seconde.

Les lettres alphabétiques ne sont, pas plus que les mots, des *signes élémentaires*. Elles sont constituées au contraire par la réunion de signes élémentaires géométriques : ligne droite, crochet, arc de cercles, carré, cercle. Les différentes lettres sont obtenues par la combinaison de ces éléments ou signes élémentaires et les différences entre les lettres tiendront aux variétés absolues ou relatives de longueur ou de largeur des éléments ; aux variétés dans la direction des éléments (mode d'orientation), aux variétés dans la succession des éléments (combinaison). Toutefois il faut remarquer que l'origine de l'écriture n'a pas été aussi synthétique ; l'écriture a été successivement idéographique, idéogrammatique, puis alphabétique ; l'alphabet dérive donc de simplifications successives. Ce n'est que par le raisonnement que l'on peut aujourd'hui regarder l'alphabet comme ayant été construit par synthèse, c'est-à-dire par la réunion des images des lignes ou des figures géométriques habituelles. Tous les caractères de la lettre sont-ils nécessaires pour nous donner la notion de la lettre ? telle est alors la première question.

A cet effet, il y a lieu d'étudier successivement la manière dont est acquise la notion des **éléments des lettres** et cela, soit qu'il s'agisse d'éléments d'une seule espèce (lignes droites, lignes courbes, carrés), soit qu'il s'agisse de la réunion d'éléments de différentes espèces. Enfin, les conditions pourront encore varier, non seulement d'après le choix des éléments, mais aussi d'après leur orientation et leur combinaison. Pour les *lignes droites* un seul examen, c'est-à-dire un examen fait après un seul tour complet du disque, suffit pour reproduire exactement un modèle composé de quatre lignes droites, quelles que soient les combinaisons de ces lignes. Il y a une ou deux fautes de lecture après le premier examen d'un modèle de cinq lignes droites (exemples A et B), fautes corrigées à un second examen. Avec

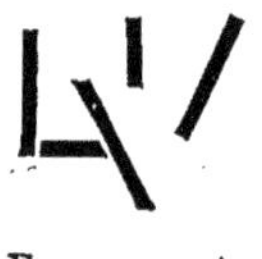

EXEMPLE A.

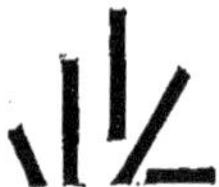

EXEMPLE B.

six lignes, le nombre seul des éléments est reconnu au premier examen ; la disposition de trois d'entre elles seulement est reproduite exactement. Le nombre des examens nécessaires à la lecture exacte augmente avec le nombre des lignes ; cependant, lorsque les éléments se suivent avec symétrie et régularité, un seul examen suffit.

Bien que formé de quatre lignes droites, le *carré* donne lieu à une figure optique unique, aussi un seul examen suffit pour reconnaître deux ou trois carrés dans toute orientation et disposition. L'hésitation dans la lecture commence avec quatre carrés ; par exemple le sujet ne peut dire si un carré est tangent à l'horizontale par un de ses côtés ou par un de ses angles, quelquefois même un carré est pris pour un cercle. A un premier examen, la réponse est exacte suivant que ceux-ci sont disposés ou non avec une certaine symétrie, par exemple, la réponse

est exacte pour la disposition C et erronée pour la disposition D. Au de-
là de trois éléments, les réponses cessent d'être exactes s'il s'agit *d'arcs
de cercles, de demi-circonférences, d'ellipses* et de signes en for-

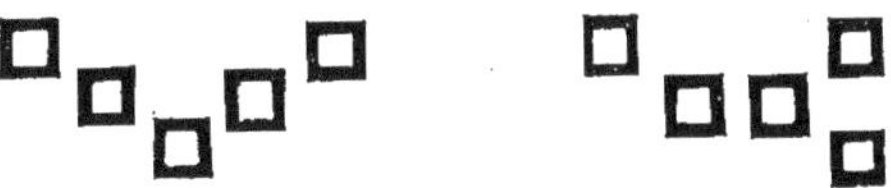

EXEMPLE C.   EXEMPLE D.

mes d'U. Là aussi l'orientation des éléments est difficile à reconnaître,
la direction du grand axe est bien donnée, mais le côté où la courbe est
inachevée, ouverte, est mal indiqué. Cette difficulté augmente si les
lignes courbes ne sont pas symétriquement disposées. Il est impossible,
après un seul examen, de reproduire le système suivant :
le sujet déclare que cela lui rappelle une volée de pigeons,
mais c'est tout ce qu'il peut affirmer. En revanche, le
systeme E, qui a une certaine symétrie, si l'on examine successivement
les deux premières puis les trois dernières lignes, est plus vite reconnu

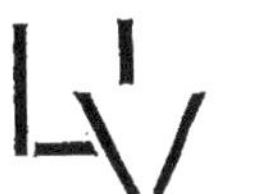

EXEMPLE E.   EXEMPLE F.

que le suivant F. Avec des éléments de même ordre, la disposition
générale est plus vite reconnue que l'orientation de cha que élément
pour l'ensemble G, il y a quelque difficulté à donner l'orienta-

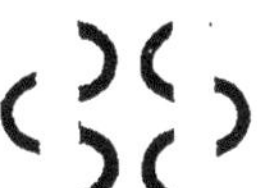

EXEMPLE G.   EXEMPLE H.

tion de chaque demi-circonférence. Dans le système H, le sujet reconnaît que les trois derniers éléments sont disposés obliquement
de bas en haut et de gauche à droite, mais il ne sait pas quelle est

l'orientation de chacune de ces trois demi-circonférences ; ces trois derniers éléments paraissent rappeler une image habituelle. La disposition successive des éléments paraît attirer le regard plus que l'orientation particulière de chaque élément et peut-être que cette tendance existe aussi dans la lecture des lettres alphabétiques et que pour nous, elles se distinguent les unes des autres par la différence dans le mode de succession des éléments.

Pour les *éléments d'espèces différentes*, il faut les étudier, d'abord isolés les uns des autres, puis contigus l'un à l'autre. Dans le premier cas, la forme caractéristique de l'ensemble est reconnue à un premier examen, mais il y a en même temps quelques fautes, tenant à ce qu'en général l'orientation des éléments est mal indiquée et cela, avec trois éléments déjà. Si les éléments de nature différente sont accolés les uns aux autres de manière à simuler une sorte d'écriture sténographique, on observe qu'un seul élément suffit pour permettre de reconnaître l'ensemble de la figure, mais non de la décomposer en ses éléments constituants. Le système suivant est exactement reproduit après un seul examen. Au contraire le système J est lu comme K et le système L est lu comme M.

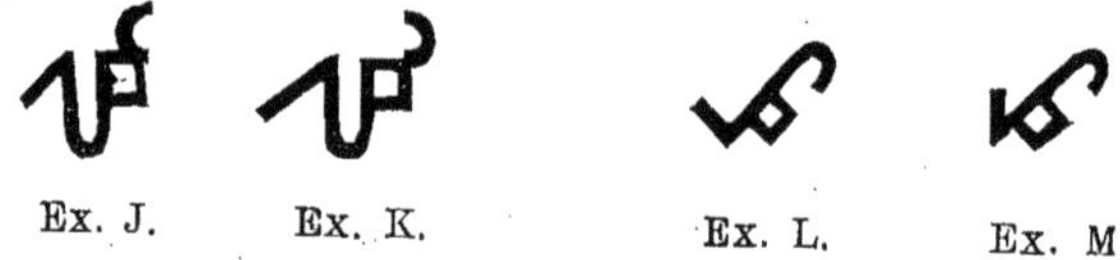

Ex. J.   Ex. K.   Ex. L.   Ex. M.

D'autres signes ne sont reproduits exactement qu'au troisième examen, dans les exemples N et O, la troisième lecture seule est correcte.

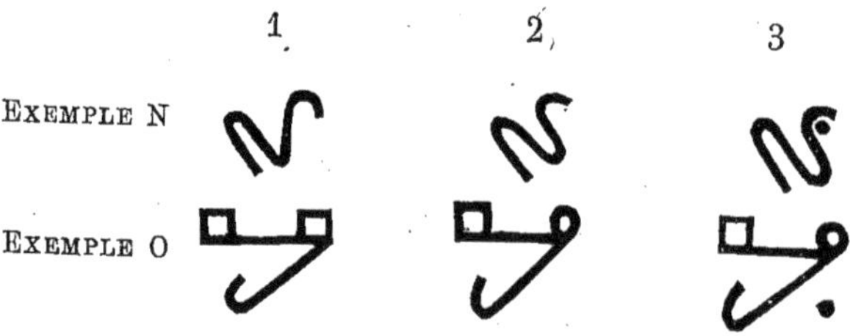

Enfin, les éléments différents peuvent être choisis de façon à présenter par leur combinaison une certaine analogie avec les lettres

alphabétiques ou les chiffres. Il existe une différence appréciable
entre le temps nécessaire à la lecture d'éléments réunis en systèmes
rappelant des lettres et le temps nécessaire à la lecture de ces mêmes
éléments disposés d'une façon relativement peu fréquente.

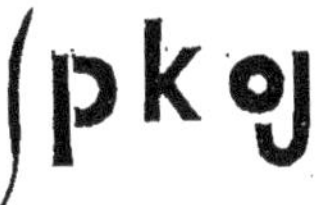

exactement lu après 2 ou 3 examens.

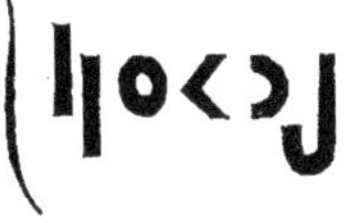

»   »   »   5 ou 6   »

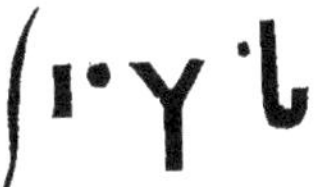

»   »   »   1 ou 2   »

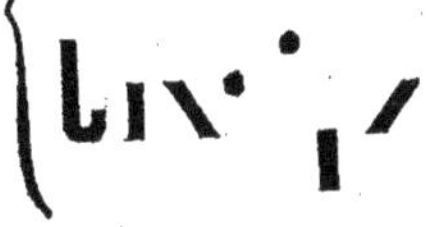

»   »   »   7   »

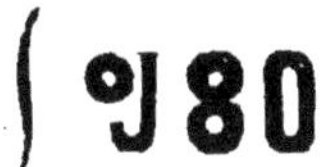

»   »   »   2   »

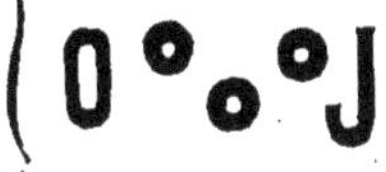

»   »   »   4   »

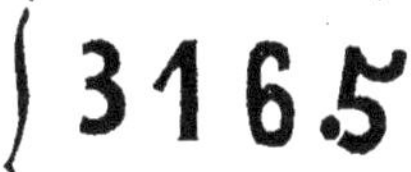

»   »   »   1 ou 2   »

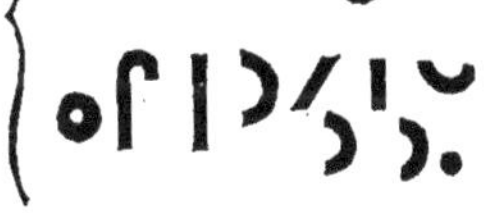

il n'y a jamais plus de quatre
ou cinq signes reconnus par
examen.

Parfois, on est obligé de faire relire un modèle pour montrer qu'un
système d'éléments a été pris pour un signe connu. Ce n'est qu'au 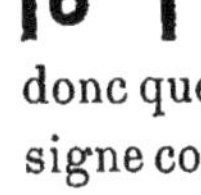
second examen que, dans le modèle ci-contre, le sujet recon-
naît en avoir pris la seconde moitié pour le chiffre 4. Il semble
donc que mentalement, on complète un système lu pour l'assimiler à un
signe conventionnel connu. La lecture d'un système d'éléments ne se fait
donc pas par la notion de tous les caractères de ces éléments; il suffit
au contraire d'une partie de ces caractères pour réveiller des images

optiques anciennes. Il est à présumer qu'il en sera de même pour les lettres alphabétiques.

Si des signes élémentaires on passe maintenant aux **lettres** (lettres dites latines), il se produit ce fait que l'image optique de chaque lettre réveille une image auditive ; de plus, pour étudier le mécanisme de la lecture des lettres seules, il importe de choisir des combinaisons de lettres ne constituant pas des mots ou des formes verbales usuelles et dans lesquelles la corrélation phonétique n'existe que par la succession des images auditives de chaque lettre. Les résultats varient suivant le nombre des lettres à lire. Un premier examen suffit toujours pour la lecture exacte de quatre lettres. Les lettres sont donc mieux lues que les signes élémentaires semblables ou différents, puisque avec quatre carrés, quatre demi-cercles, la réponse était toujours défectueuse après le premier examen. Dès qu'il s'agit de cinq ou six lettres, il faut au moins deux examens, de un centième de seconde chacun, pour permettre une lecture correcte. Pour les *chiffres*, les nombres de trois et quatre chiffres sont lus exactement au premier examen, le sujet commence à faire des fautes pour les nombres de cinq chiffres ; quant aux nombres de six chiffres, il les lit plus facilement si on les sépare par un point en deux nombres de trois chiffres. En résumé, avec quatre lettres ou chiffres, on atteint la limite à laquelle, avec une visibilité de un centième de seconde, on obtient une lecture exacte après un seul examen.

De ce qu'on peut lire quatre lettres en un centième de seconde, il ne faudrait pas conclure qu'on lira quatre cents lettres à la seconde. En effet, il ne s'agit ici que de ce qui est possible dans un moment de grande attention, or il en va tout autrement quand on fait une lecture. Dans ce dernier cas, les impressions rétiniennes se superposent et chacune d'elles doit être suivie, pour la continuation de la lecture, d'un temps mort employé à la compréhension des lettres qui viennent d'être lues ; pendant tout le temps nécessaire à cette compréhension, la rétine ne recueille pas d'impressions nouvelles. Ainsi doivent se comprendre les chiffres donnés par Wernicke, Valentin, Preyer. Wernicke établit qu'il faut trois centièmes de seconde pour lire une lettre, si l'on divise le temps nécessaire à la lecture d'une page par le nombre de lettres de cette page. Valentin avait trouvé 1/14 à 1/30 de seconde pour une lettre, selon les dimensions des caractères. Pour

Preyer, les résultats varient suivant qu'on lit la langue maternelle ou une langue étrangère plus ou moins bien connue.

Pour les **mots** de quatre à huit lettres, les résultats ne sont pas parallèles à ceux qui avaient été obtenus avec un assemblage de quatre à huit lettres quelconques, c'est-à-dire sans relations verbales. Ces recherches ont en général été faites sur des sujets instruits et il s'est trouvé que, si un mot de quatre lettres était lu aussi vite que quatre lettres quelconques, un mot de cinq lettres était lu plus vite que cinq lettres quelconques, un mot de six à huit lettres au contraire moins vite. Il semble qu'il y ait là une véritable contradiction; l'explication suivante paraît assez plausible. Le mot ne serait pas lu lettre par lettre, mais à la réunion des lettres en un vocable à sens défini serait due la tendance à lire en image verbale ; tendance plus ou moins évidente, même chez les sujets qui ne possèdent qu'une instruction élémentaire. Toutefois, si l'image du mot ne peut être saisie dans son entier au premier examen, la lecture correcte aurait pour point de départ, dans les examens ultérieurs, les lettres primitivement reconnues et celles-ci seraient complétées pour former un mot dans la lecture duquel elles entreraient. Cette tendance à compléter un mot entraîne fatalement des erreurs de lecture ; l'erreur de lecture est ou n'est pas soupçonnée par le sujet, suivant qu'il a ou non conscience d'avoir de lui-même complété le mot à lire. En général, les sujets observés saisissent d'abord une partie des lettres comme image verbale partielle et, dans les examens ultérieurs du mot, cherchent à lire lettre par lettre, c'est-à-dire par épellation. C'est ainsi qu'un sujet a lu successivement *erblio*, *erblic*, enfin *erblich*, en considérant surtout une partie du mot, le radical, tandis qu'un second sujet considérant une autre partie de ce mot, la désinence, voit au troisième examen *lich*, croit voir ensuite *gelblich* et au sixième examen lit correctement *erblich*. C'est à cause des erreurs de lecture qu'il se trouve qu'il faut plus de temps pour lire un mot de six lettres qu'une série de six lettres quelconques ; chacune des lectures erronées retarde beaucoup la lecture exacte. L'erreur de lecture consiste souvent à doubler l'une des lettres du mot, comme pour les signes élémentaires à doubler l'un de ces signes. Ces erreurs de lecture, nées de la tendance qu'a le sujet à compléter le mot de son chef, ne sont reconnues que lorsque le sens du mot mal lu ne s'accorde pas avec le sens de la phrase. Le mot est alors relu par épellation, mais, quelquefois, l'image optique est telle qu'à la seconde lecture, ou la même erreur est répétée, ou une autre erreur est commise.

Pour les **groupes de mots,** on peut examiner successivement une série de mots quelconques ou une série de mots reliés par le sens et formant un texte suivi. Dans ces expériences, la largeur de la fente du disque est portée à dix millimètres, trois mots sont placés l'un au-dessous de l'autre sur trois lignes et chaque ligne est visible pendant deux centièmes de seconde. De nouveau, pour trois mots de quatre lettres, il n'y a pas concordance avec les résultats obtenus avec un seul mot de quatre lettres. Ainsi, dans trente-trois expériences avec trois lignes comprenant chacune un mot de quatre lettres, il se trouve, qu'après le premier examen, le mot de la première ligne est reconnu 27 fois, celui de la seconde 22 fois et le mot de la troisième 2 fois. La troisième ligne, dans les conditions de l'expérience, est la plus difficile à lire, parce qu'elle est lue pendant moins de temps que les deux autres, en ce sens, que la première partie du temps de visibilité de cette ligne sert à fixer l'impression visuelle des lignes précédentes. C'est étendre aux mots ce qui a été dit des lettres ; on ne peut lire quatre cents lettres à la seconde bien qu'on lise quatre lettres en un centième de seconde ; la lecture d'une lettre ou d'un mot exige non seulement un temps donné de visibilité, mais aussi un certain temps pour la compréhension. Voici maintenant un résumé des constatations faites avec des séries de trois mots de quatre lettres. La lecture correcte des trois mots a exigé d'une façon générale deux ou trois examens. Les fautes, dans ce genre d'exercices, étaient littérales, verbales ou complexes ; littérales, quand une lettre était prise pour une autre ; verbales, quand quelques lettres du mot ayant été vues, ces lettres vues étaient, par un acte d'imagination, complétées en un mot différent du modèle ; complexes, quand les deux modes précédents d'erreur étaient confondus ou que la cause de l'erreur ne pouvait être décelée.

Si l'on prend maintenant trois mots formant un texte suivi, l'opposition avec les résultats précédents est encore plus tranchée. Un texte de vingt-deux lettres en trois mots est lu et compris après un premier examen de trois centièmes de seconde ; or, même en admettant la lecture la plus rapide, quatre lettres en un centième de seconde, on ne peut supposer que toutes les lettres de ces trois mots aient été vues et reconnues. Le fait de compléter les mots est donc certain et il rend bien compte des fautes de lecture. Deux exemples à ce sujet. Le modèle était :

  Eintritt

  streng

  verboten

(défense absolue d'entrer); chaque mot écrit sur une ligne horizontale. Les sujets intelligents qui ont lu ce texte déclarent : le premier, qu'il ignore quelles sont les lettres qu'il a vues mais que sûrement il n'a pas vu *boten*; le second a bien vu *streng*, le mot le plus court du texte, a vu à peu près *verboten* et a complètement deviné *Eintritt*. Dans l'exemple suivant l'interpolation est évidente ; le sujet unit deux mots en un seul et, de son chef, intercale la lettre *n* pour donner un sens à ce qu'il va lire et au lieu de (*Es*) *braust ein* il lit *Braunstein*.

La possibilité de toutes ces fautes de lecture est vérifiée par les expériences suivantes. On prend des textes dans lesquels sont mises volontairement des fautes typographiques, lettres omises, transposées, renversées, caractères déformés, lettres remplacées par des lettres de même œil ou d'œil différent. Avec des textes usuels ainsi écrits, il arrive que le sens est reconnu au premier examen et les fautes typographiques au septième ou huitième examen seulement.

Cette expérience établit que, pour naître, une image optique n'a besoin que de quelques-uns de ses éléments et vient confirmer une observation clinique relatée en 1865 par Broca à la Société d'anthropologie. Il s'agit d'un aphémique auquel Broca apprit successivement les lettres et les syllabes : « Je pensai alors que le moment « était venu de lui faire assembler les syllabes, mais ici, j'échouai « complètement. Je ne renonçai pas pour cela à faire lire des mots de « plusieurs syllabes, j'essayai donc de lui montrer ces mots sans les « décomposer et je parvins à lui en faire connaître un bon nombre, « mais je m'aperçus bientôt qu'il ne les reconnaissait pas à leurs « syllabes et à leurs lettres. C'étaient seulement leur forme géné- « rale, leur longueur, leur physionomie qui le frappaient et, par « exemple, lorsque nous échangions au, milieu d'un mot une ou deux « lettres en les remplaçant par des lettres de même longueur, comme

« *m* pour *u*, *e* pour *s*, *p* pour *q*, *l* pour *t*, il ne s'en apercevait même
« pas. En d'autres termes, il reconnaissait un mot comme on recon-
« naît un visage ou un paysage dont on n'a jamais analysé les détails.
« Il est clair par conséquent que cet aphémique apprenait à lire par
« un procédé essentiellement différent de celui qu'il avait suivi pen-
« dant sa jeunesse. »

S'il en est ainsi dans la lecture courante, on peut se demander s'il
existe, pour chaque mot, des lettres plus importantes que d'autres
dans la lecture et quelles sont ces lettres. Ici les phénomènes sont
très complexes et l'analyse en est particulièrement délicate. Si l'on
donne un modèle ne comprenant que quelques lettres d'un mot, il
faut prendre en considération les rapports qu'il y a entre ces lettres
et le mot entier et d'autre part, la façon dont la lecture est faite, soit
que cette lecture ait lieu immédiatement après l'examen, soit qu'elle
ait lieu après un temps de réflexion. On peut soutenir qu'aux images
optiques des lettres sont associées leurs images auditives ou articulo-
motrices et que ces images seront plus ou moins facilement réveillées,
selon que le texte incomplet du mot comprendra ou les consonnes
seules ou les voyelles seules ou partie des voyelles et des consonnes,
et que ce réveil des images auditives ou articulo-motrices influera
sur la reconnaissance du mot et ce surtout, si la réponse est précédée
d'un temps de réflexion. Lorsqu'il y a réponse immédiate, les lettres
présentées ont suffi à rappeler l'image optique du mot et il y a difficulté pour le sujet à désigner les lettres qu'il a lues réellement, et
celles qu'il a dû ajouter pour parfaire le mot. Si la réponse a été précédée d'un temps de réflexion, on peut dire qu'on a donné au sujet
un véritable rébus et l'exactitude de la réponse dépend de l'intelligence du sujet et de la richesse de son vocabulaire. Quoi qu'il en soit
de ces difficultés expérimentales, Goldscheider et Müller croient
pouvoir conclure qu'il existe pour chaque mot des *lettres directrices*
ou déterminantes parmi lesquelles surtout la lettre initiale du mot.

Dès lors le fait de deviner existe certainement dans la lecture courante et c'est mal poser la question que de chercher à savoir si la lecture se fait ou non par épellation : on ne peut donner sur ce point une
conclusion applicable à tous les cas. Pour lire, on emploierait les
méthodes les plus variées : épellation littérale, reconnaissance d'un
groupe de lettres, acte de deviner, etc., le tout sans règle fixe, en

n'ayant qu'un seul objectif, arriver au but le plus rapidement possible. Chez les aveugles, la lecture s'effectuerait de même. Un aveugle, habitué à la lecture, va de l'avant avec l'index et le médius droits, qui lui servent à délimiter les mots ; de l'index gauche, il touche les points et épèle, mais il ne lit pas toutes les lettres ; en général, il n'en lit qu'une partie, en parcourant les autres rapidement du doigt et sans en toucher tous les points.

De même, dans la lecture courante, on choisit par la vue quelques-unes des lettres du mot et on complète le mot de soi-même : il semble donc que la compréhension du mot n'exige pas la compréhension de toutes les lettres constitutives du mot, mais seulement de quelques-unes d'entre elles, ce seraient là les lettres déterminantes. On peut supposer qu'on passe de l'image optique des lettres déterminantes à leur image auditive et de celle-ci à l'image auditive du mot complet ; on pourrait dans cette hypothèse se passer de l'image optique du mot entier. Par conséquent, on serait en droit de dire que, dans une lecture, il y a toujours une partie du texte qui est devinée. Mais ce mode de procéder n'est pas à proprement parler différent de celui qui est de mise pour les lettres isolées. Il a été établi plus haut qu'il faut moins de temps pour reconnaître une série de lettres que pour reconnaître la série des signes élémentaires servant à former ces lettres, par suite que, dans la lecture, on ne décompose pas plus une lettre qu'un mot en ses éléments et qu'il n'est pas absolument légitime de faire une distinction entre la lecture du mot par épellation et la lecture du mot par image optique verbale. L'épellation, la lecture isolée de chaque lettre alphabétique est-elle même une lecture par une image optique littérale, c'est-à-dire une lecture sans un examen approfondi de tous les détails caractéristiques de la lettre.

Ainsi, pour les mots comme pour les lettres la lecture tend à se faire par une image optique globale, verbale ou littérale ; mais il est certain néanmoins que l'épellation et l'association en série interviennent dans la lecture du mot, surtout pour les mots rares, moins pour les mots usuels. En résumé, nous avons une tendance à lire en images verbales, et cela, aux dépens de l'exactitude. Sommer avait également supposé que la lecture ne se faisait pas par épellation. Il objectait qu'on admettait alors un mécanisme compliqué. La prononciation orale de quelques consonnes dans l'intérieur d'un mot diffère souvent beaucoup de la prononciation alphabétique, cette prononciation s'obtient en ajoutant une voyelle ou d'autres lettres à cette consonne (*h*, *w*, *z*). Si réellement la lecture se fait par épellation, il faudrait, chaque fois qu'une consonne a été lue mentalement, en détacher mentalement la voyelle ou l'élément surajouté.

Ces expériences ne donnent donc pas de résultats définitifs sur le mécanisme de la lecture : elles établissent cependant que les méthodes, les voies de la lecture ne sont vraisemblablement pas uniformes, et qu'il doit être difficile aujourd'hui de donner une explication satisfaisante des troubles du langage constatés dans chaque cas particulier. Si donc le mécanisme des diverses modalités du langage est peu connu expérimentalement, s'il n'existe pas de conclusions fermes à ce sujet, il faut se contenter des hypothèses. Nous nous efforcerons de démontrer plus loin que celle qui a été proposée par Charcot peut encore être maintenue pour les observations cliniques faites jusqu'ici (1).

(1) Sur la physiologie et la pathologie de l'*écriture* les recherches de Goldscheider paraissent moins concluantes. Il conçoit ainsi l'écriture d'une lettre donnée. 1º L'image optique de la lettre se confond avec le souvenir optique des mouvements de la main nécessaires au tracé graphique de cette lettre. 2º Le souvenir optique des mouvements de la main commande la série des mouvements volontaires. 3º Chacun des mouvements composant le mouvement total donne lieu à une série de sensations centripètes servant de contrôles ; ces sensations sont des sensations de pression de la main sur le plan où l'on écrit, et des sensations de la résistance de ce même plan à la main. 4º A titre de contrôle supplémentaire, l'œil vérifie les tracés produits par la mécanique musculaire.

SÉMÉIOLOGIE. — OBSERVATION CLINIQUE

Les aphasies motrices comprennent tous les troubles de l'émission du langage, conventionnel ou naturel, c'est-à-dire du langage articulé, de l'écriture dans ses différents modes, de la mimique et de l'intonation. Mais les troubles du langage d'émission sont souvent associés à des degrés divers à des troubles du langage de réception. Dans quelle mesure ces symptômes sont-ils combinés entre eux ? La réponse varie suivant les observateurs. Où siège la lésion qui a provoqué ces symptômes ? Même variété dans les réponses. On prévoit alors qu'il n'est peut-être pas absolument permis de donner de ces troubles une description clinique didactique, dans laquelle les symptômes seraient nettement rattachés à une lésion causale de siège et de nature bien fixés. Cependant telle était la tentative des premiers travaux de Lichtheim et Wernicke, tentative trop schématique d'ailleurs et imitée dans quelques-uns des mémoires étrangers que nous avons pu parcourir. M. Mirallié, en France, sans construire un schéma nouveau, a cherché à appuyer des formes cliniques sur des localisations anatomiques aussi précises que possible. Dans leur mémoire, MM. Gombault et Philippe sont restés fidèles aux errements anciens ; ils commencent par l'étude des troubles du langage d'émission sans préjuger du siège de la lésion causale.

En présence de cette divergence d'opinions et eu égard à quelques symptômes nouveaux du syndrome aphasie, nous croyons pouvoir nous limiter à rappeler la méthode suivie dans l'examen d'un aphatique et à exposer en quelque sorte la séméiotique du syndrome. Nous nous sommes efforcé de tenir compte non seulement des symptômes indiscutables, mais aussi des troubles latents du langage mis en évidence par M. Dejerine et ses élèves, MM. Mirallié, Thomas et Roux. Il n'y a pas lieu de se demander, ici avec MM. Gombault et Philippe, quelle est la valeur anatomo-clinique de ces signes récemment introduits dans l'étude de l'aphasie. Dans quelques cas bien tranchés et spécifiés, un examen ainsi conduit permettra peut-être, si l'on arrive à établir d'une manière satisfaisante la hiérarchie des symptômes, à fixer une localisation, avec une précision suffisante pour autoriser une intervention chirurgicale, comme dans un cas d'Eskridge. Dans cette observation, il s'agit plutôt d'anorthographie que d'agraphie proprement dite ; on admit une lésion siégeant au niveau du pied de la seconde frontale gauche ; après trépanation, on évacua le contenu d'un kyste et une amélioration notable des symptômes suivit cette opération.

Chez un aphasique l'examen du langage comporte principalement l'étude successive du langage oral, langage perceptible à l'ouïe et du langage écrit, langage visible. Chacun de ces deux modes de langage doit servir au malade à comprendre les autres et à se faire comprendre d'eux, — la détermination de la valeur du langage de réception se fera par la recherche de la compréhension du langage oral ou écrit, celle de la valeur du langage de transmission par la recherche de l'état d'usage spontané du langage oral ou écrit (parole volontaire, écriture volontaire). Enfin on regardera si le malade a le pouvoir de répéter, c'est-à-dire d'une façon générale peut faire passer immédiatement dans le langage de transmission une formule du langage de réception, que cette formule soit entendue (parole répétée, écriture sous la dictée) ou vue (lecture à haute voix, faculté de copier).

Langage oral. — a) COMPRÉHENSION DE LA PAROLE. — Tout d'abord comment le malade se comporte-t-il au sujet de la compréhension de la parole parlée ? On s'assurera au préalable qu'il n'existe pas de surdité de cause périphérique. On demandera au malade d'exécuter une série d'actes simples (tirer la langue, fermer les yeux, donner la main) ; s'il a compris, il exécutera l'acte qui lui est demandé. Il devra parmi les objets de son entourage, désigner du doigt celui dont le nom est prononcé. Pour bien s'assurer que la compréhension est parfaite et que le sens de la phrase n'est pas deviné d'après un mot ou deux, on posera successivement deux questions composées presque des mêmes mots : « Où vous êtes-vous marié ? » « A quel âge vous êtes-vous marié ? » Le malade peut-il reconnaître un mot dont les lettres sont prononcées à haute voix devant lui ? Parmi une série de syllabes prononcées devant lui, est-il capable de reconnaître celle qui se rapporte à un objet qui lui est en même temps présenté, que ce soit la syllabe initiale, finale ou intermédiaire du nom de l'objet. Dans ce cas, l'objet ne doit, bien entendu, avoir qu'un nom (Thomas et Roux). Il faudra vérifier si le malade comprend les mots qu'il répète, ceux qu'il prononce pour répondre à une demande écrite. Enfin la compréhension du mot se produit-elle seulement quand le mot est prononcé en écho, par la répétition à haute voix de l'écho articulé? Il sera facile par conséquent de reconnaître si la parole est comprise comme un bruit indistinct ou comme une langue étrangère inintelligible. Cette étude de la compréhension de la parole parlée pourra être étendue à la compréhension du patois, des langues étrangères chez les polyglottes, de la notation musicale; dans quelques cas à la compréhension d'une sorte de langage secret, ainsi la valeur numérique attribuée par des commerçants à certaines lettres pour indiquer le prix des objets.

b) PAROLE VOLONTAIRE. — Le malade est-il capable de parler volontairement, spontanément? Ici il faudra établir quel est le degré de richesse du vocabulaire du malade et quel en est le mode d'emploi. Au point de vue de la richesse même du vocabulaire, il faudra mettre à part ces cas où le malade n'a guère à sa disposition qu'une ou deux syllabes, toujours les mêmes. C'est alors qu'on dit qu'il y a intoxication par le mot. Wyllie suppose que cette syllabe ou ce mot faisait partie de la phrase que le malade s'apprêtait à prononcer au moment de l'ictus. Cependant en même temps que ce monosyllabe ou ce mot, un ou plusieurs jurons peuvent être conservés; mais le monosyllabe sert à exprimer la douleur, la tristesse, la négation, l'affirmation, la joie, le bien-être, etc., tout cela lorsqu'il n'y a pas *aphasie d'intonation* (Brissaud). On évaluera le degré de l'aphasie d'après la richesse du vocabulaire, mais on pourra ici faire la distinction entre ce que MM. Dejerine et Mirallié appellent mots familiers, mots usuels, mots spéciaux. Les *mots familiers* seraient ceux qui auraient trait aux événements familiaux particuliers du malade, c'est-à-dire son propre nom, son âge, la date et le lieu de sa naissance, le nom et l'âge de sa femme et de ses enfants, etc. Les *mots usuels* seraient ceux du langage courant du malade; les *mots spéciaux* seraient les mots techniques, les mots rares pour le malade.

L'emploi du style nègre, du style télégraphique dénoteront déjà des altérations dans l'usage du vocabulaire. Celles-ci seront plus apparentes encore dans la *paraphasie* et la *jargonaphasie*. Ces expressions désignent, la première, une mauvaise application aux objets de mots correctement prononcés, un mot est dit pour un autre; la seconde, l'introduction dans le vocabulaire de mots absolument nouveaux, plus ou moins forgés par le malade. En général, il est alors d'une loquacité incoercible. L'articulation est-elle satisfaisante? N'y a-t-il ni scansion, ni zézaiement, ni lambdacisme, ni bredouillement inintelligible, etc? L'intonation du langage courant est-elle ou non conservée?

Pour le *chant*, on demandera successivement au malade de chanter sur un air connu, d'abord les paroles classiques, puis des paroles différentes adaptées à l'air, enfin de dire les paroles au ton de la conversation habituelle sans les chanter sur l'air.

Un objet étant offert à la vue, en dire le nom. S'il se trouve que le malade soit dans l'impossibilité de dire le nom de l'objet tout en étant capable d'en indiquer l'usage par la parole ou le geste, on aura affaire à l'*aphasie optique* de Freund. Par le toucher ou un autre sens le nom de l'objet sera retrouvé. Cependant quelquefois il y aura cécité psychique coexistante. L'expérience de Proust-Lichtheim sera faite. Le malade est-il capable d'indiquer le nombre de syllabes contenues dans un mot?

Comme précédemment, cette étude pourra être appliquée aux langues étrangères, à la notation musicale, etc.

c) PAROLE RÉPÉTÉE. — On l'examinera au point de vue des mots familiers, usuels, spéciaux. Dans des phrases données à répéter, on tiendra compte des mots prononcés et des mots omis; on pourra constater que les mots connus du malade sont répétés plus vite et plus facilement que les mots rares (Strümpell).

d) LECTURE A HAUTE VOIX. — Est-elle ou non possible? Dans quelques cas on essaiera de faire en même temps écrire et prononcer une syllabe lue.

Langage écrit. — Quels sont maintenant les troubles du langage visible? Tout d'abord il faut s'assurer qu'il n'y a pas d'*hémiopie*. Outre l'examen campimétrique, d'un emploi souvent impossible chez un aphasique, des procédés applicables au lit du malade permettront de rechercher l'hémiopie. Déjà l'interrogatoire aura peut-être appris que le malade ne voit que la moitié des figures des personnes qu'il regarde. En général, le malade ne se plaindra que d'un seul œil et ce sera celui dont la moitié temporale du champ visuel est supprimée. Lorsque le malade atteint d'hémiopie droite veut lire il est particulièrement gêné, parce que la lecture et l'écriture se font chez nous de gauche à droite ; il ne perçoit en effet que les premières lettres d'un mot et ne peut deviner les suivantes, comme l'habitude permet de le faire et comme parvient même encore à le faire un malade atteint d'hémiopie gauche, qui lui voit les dernières lettres d'un mot qu'il fixe, en même temps qu'il saisit les mots qui suivent et cela, grâce à la conservation de son champ visuel droit. (Nimier et Chauvel). Si l'on prend deux bougies, qu'on en fasse fixer une au malade atteint d'hémiopie droite et qu'on promène l'autre dans toute l'étendue du champ visuel, celle-ci est invisible tant qu'elle reste dans la moitié droite du champ visuel et redevient visible dès qu'on lui fait dépasser une ligne verticale, passant par le point de fixation. La lecture est possible si, en même temps que le malade lit, on fait avancer la feuille de papier vers la gauche (Joanny Roux).

a) Compréhension de la lecture. — La compréhension des mots lus s'entend des mots imprimés et manuscrits. Cette remarque s'applique d'ailleurs à l'étude de tous les phénomènes relevant de l'écriture où il faut considérer successivement l'imprimé et le manuscrit. Le malade doit répondre oralement ou par gestes à des questions écrites. Reconnaît-il son propre nom écrit par lui-même ou par une autre personne ? Comprend-il et reconnaît-il les mots, les syllabes, les lettres isolées ? Est-il capable de trouver un mot désigné dans un texte, de redresser une faute de lecture intentionnelle de la part de l'observateur, de traduire un fait divers par la mimique ? Comprend-il un mot, dont les syllabes ou les lettres sont séparées les unes des autres ; un mot dont les syllabes ou les lettres sont placées verticalement l'une au-dessous de l'autre ? (Thomas et Roux). Comprend-il deux phrases presque textuellement semblables ? Est-il capable de deviner les rébus, de saisir le sens des emblèmes ? Peut-il faire une addition, une soustraction proposées ? Lit-il les nombres ?

On procédera d'une façon analogue pour l'écriture musicale, l'écriture sténographique, celle des langues étrangères, du langage secret (lettres indiquant la valeur des objets dans le commerce). On verra s'il reconnaît bien sa propre écriture.

Dans quelques cas on pourra faire en même temps écrire et prononcer une syllabe lue ; enfin, dans les cas de cécité verbale, la compréhension de l'écriture sera possible en faisant exécuter à la main du malade les mouvements d'écriture, soit directement, soit avec l'aide de l'appareil imaginé par M. J.-B. Charcot.

b) Écriture volontaire. — L'examen de l'écriture volontaire rappelle celui de la parole articulée. Il sera utile d'avoir des spécimens de l'écriture du malade avant l'ictus. Les résultats graphiques, obtenus avec la plume ou le crayon, seront comparés aux résultats obtenus par l'assemblage des cubes alphabétiques, cubes en bois portant une lettre alphabétique sur chacune de leurs faces. Le vocabulaire graphique comprendra également les lettres, les chiffres, les signes musicaux, les lettres des alphabets étrangers s'il y a lieu. La richesse du vocabulaire s'entendra des mots familiers, usuels, spéciaux. Le nom du malade est une sorte d'emblème dont l'exécution volontaire (paraphe compris) est toujours assez longtemps conservée (Freud). L'emploi du vocabulaire écrit peut donner lieu à des erreurs ou des fautes, soit qu'un mot soit écrit pour un autre, — *paragraphie* ou *paraphasie en écrivant*, — soit qu'un mot écrit ait été inventé et forgé de toutes pièces, — *jargonaphasie en écrivant*.

c) Écriture sous dictée. — A l'étude de la parole répétée correspond celle de l'écriture sous dictée. Ici encore on passera successivement en revue les différentes catégories de mots suivant leur degré d'usage, les chiffres, etc. On notera les fautes s'il y en a.

d) Copie de l'écriture. — Quelle est maintenant l'écriture si le malade part d'un texte lu, c'est-à-dire doit copier un modèle imprimé ou manuscrit. Si le malade comprend ce qu'il lit, il copiera en manuscrit l'imprimé aussi bien que le manuscrit; s'il ne le comprend pas, il copiera l'imprimé en imprimé, c'est-à-dire qu'il copiera le texte lu ou vu comme on copierait un dessin.

Outre le langage, il sera nécessaire de rechercher toujours l'état de la mémoire et de l'intelligence. On demandera au malade de réciter l'alphabet, la série des jours, des mois, des saisons, on lui adressera des questions simples sur l'histoire nationale, l'histoire sainte; on lui demandera de désigner les principaux animaux domestiques, etc. etc. ; on lui fera réciter la série des nombres. Il est des observations où le malade a pu compter en partant de 1 ou de 12, jamais en partant de 9 (Goldscheider); quelquefois il suffira de lui souffler le ou les premiers mots d'un vers connu (*Heil*), d'une prière (*Notre Père*), pour qu'il dise le vers, *Heil Dir im Siegerkranz*, ou récite le *Pater* (Grasset). On pourra enfin donner au malade quelques vers à apprendre par cœur, comme l'a fait Strümpell. Les gestes mimiques de *oui* et de *non* sont-ils compris et leur emploi n'est-il pas interverti par le malade? — Le malade a-t-il la notion de l'usage des objets, comprend-il les dessins allégoriques? Quel est l'état de son caractère, a-t-il conservé le souvenir des personnes et des lieux?

Est-il capable de se rappeler les valeurs numériques conventionnelles assignées à chacun des doigts de la main? Telle est l'une des épreuves du schéma de l'intelligence, tel que l'a construit Rieger et ainsi qu'il est suivi en Allemagne (Gossen).

Cet examen devra souvent être pratiqué en plusieurs séances afin que l'observation ne soit pas gênée par la fatigue du malade ou mieux il importe de répéter l'examen à différentes reprises, afin de ne retenir que les symptômes constants et bien accusés, indéniables. Au reste, MM. Gombault et Philippe insistent sur ce qu'il ne faut prendre en considération que les troubles persistants à la période d'état, c'est-à-dire, en dehors de périodes apoplectique et terminale. De même il faudra faire attention à ceci, que différents symptômes sont susceptibles d'atténuation et peuvent même disparaître tout à fait : c'est ainsi que M. Pitres a pu étudier de quelle manière s'effectuait le retour des différentes langues étrangères chez les polyglottes.

L'accord n'étant pas encore fait entre les auteurs sur les troubles secondaires, réflexes ou non, associés au trouble principal du langage, nous nous sommes dispensé dans les lignes qui précèdent de rattacher chaque modalité symptomatique à un symptôme dominant la scène morbide.

Nous pouvons aborder maintenant l'examen de notre malade.

OBSERVATION I. — *Perte de la parole articulée et répétée depuis onze ans Infériorité de l'écriture spontanée et sous dictée. Pas de cécité verbale.*

Philippe D..., 50 ans, tourneur sur métaux, entre le 16 décembre 1896, dans le service de M. Brissaud.

Antécédents héréditaires. — Père mort à l'âge de 57 ans d'une fluxion de poitrine. Mère morte à 67 ans, hémiplégique pendant dix ans. Sept frères et sœurs dont quatre morts, l'un à 7 ans, brûlé ; un second à 8 ans, du croup ; un troisième à 21 ans ; un dernier à 50 ans, de tuberculose pulmonaire.

Antécédents personnels. — D... n'a guère eu qu'une légère attaque de rhumatisme articulaire aigu à l'âge de 14 ans ; une seconde, à l'âge de 24 ans en 1870 après la guerre. Cette attaque aurait duré trois mois : il fut soigné à Lyon et à Valence. N'aurait jamais présenté d'accidents spécifiques, pas d'infection paludéenne, ni d'intoxication éthylique.

Le *début* de l'affection actuelle remonte à l'année 1885, le malade avait alors 39 ans. Le 12 mars 1885, pendant la journée, D... est pris d'un ictus apoplectique, suivi d'une hémiplégie droite totale. L'aphasie s'établit en même temps, toutefois le malade reconnaît qu'elle n'a jamais porté sur son nom ; il a toujours pu prononcer et écrire son nom, mais son nom seulement. Pour son prénom déjà, existe l'aphasie. Cette hémiplégie droite aurait, au dire du malade, été suivie d'une période de contracture, surtout marquée au membre supérieur, contracture à type de flexion. Celle-ci se serait dissipée graduellement au bout de deux ans. Après ce laps de temps, le malade aurait parfaitement compris ce qu'on lui disait. Dans l'intervalle, il aurait fait un séjour d'un mois à l'hôpital Tenon. Néanmoins vers 1887-1888, il put reprendre son métier de tourneur sur métaux et était d'ailleurs un ouvrier habile. A plusieurs reprises il aurait été se faire électriser à la Salpêtrière, mais il est impossible d'avoir là-dessus des renseignements précis. En 1890, plaie des doigts, soignée à Saint-Louis. Somme toute, l'hémiplégie droite était en 1896 complètement guérie, puisque le malade pouvait très bien travailler, mais les troubles du langage étaient encore très apparents. Le malade déclare que s'il a compris ce qu'on lui disait presque aussitôt après son ictus, par contre il n'a pu lire et comprendre un journal qu'il y a cinq ans (1891). L'écriture ne serait revenue, et encore d'une manière assez imparfaite, que depuis deux ans.

Tel est le passé pathologique de ce malade qui, dans le courant de l'année 1896, entra trois fois à l'hôpital, du 15-29 septembre dans le service de M. Hanot, et auparavant, il avait passé dans celui de M. Brissaud du 9 juin au 31 juillet et il y revenait le 16 décembre.

Le 9 juin dernier, à l'examen, il ne subsistait que peu de chose ou presque rien des accidents moteurs qui avaient justifié l'entrée à l'hôpital. On arrive en effet à savoir ceci. Depuis le 1er juin à la suite de surmenage dans son métier, D... se sentant fatigué avait cessé de travailler. Le 8 juin, à trois heures de l'après-midi, il perd connaissance, présente des secousses convulsives dans tout le côté droit et a un peu d'écume aux lèvres (?). Il n'urine pas sous lui, il ne se souvient pas qu'il y ait eu morsure de la langue, d'ailleurs il n'y en a pas de traces le lendemain. Le soir de ce jour, à onze heures, il est calme, a toute sa connaissance et peut causer dans les limites restreintes de son vocabulaire, mais est paralysé du côté droit. Cette paralysie ne persiste plus le lendemain dans le service, aussi D... reprend son travail le 31 juillet.

Il n'aurait travaillé qu'assez médiocrement depuis, car il était vite fatigué. A plusieurs reprises serait survenu un léger œdème, localisé surtout au tronc et à la face, qui, après trois ou quatre jours de durée, aurait complètement disparu. Ce serait pour ces symptômes qu'il aurait passé quinze jours dans le service de M. Hanot, mais ceux-ci ont sans doute été très atténués. Le diagnostic a été : aphasie.

Le 16 décembre 1896, D... rentre pour une hémiplégie droite n'intéressant pas la face. Parésie du membre supérieur, qui peut cependant être détaché du plan du lit. La motilité du membre inférieur droit est plus sérieusement atteinte. La sensibilité au tact, à la piqûre, au froid est abolie dans les membres supérieur et inférieur droits. La face, la langue ne sont pas déviées. La mémoire est touchée. D... ne peut dire à quand remonte cette hémiplégie et il a été impossible d'avoir une indication à ce sujet. Pas de troubles du côté des yeux ; il n'y a pas de grosse hémianopsie, il n'y a pas de rétrécissement du champ visuel, les couleurs sont parfaitement reconnues. Peut-être une diminution de la sensibilité olfactive à droite et presque sûrement agueusie de ce côté. A droite, anesthésie plantaire, absence du réflexe du tenseur du fascia lata et du réflexe crémastérien. Les réflexes rotuliens sont forts des deux côtés. L'état de la parole et du langage est le même qu'en juin dernier ; d'ailleurs il va en être question ci-dessous.

A part une légère ébauche de bruit de galop, le pouls étant régulier et ample, les différents appareils ne présentent pas de signes morbides. Les urines ne renferment ni sucre, ni albumine. Température toujours normale. L'hémiplégie droite rétrocède peu à peu, fait place à de l'hémiparésie et celle-ci a elle-même presque complètement disparu au commencement de janvier 1897 : la marche s'effectue dès lors parfaitement. L'hémianesthésie droite diminue notablement et dans la suite fera place à une faible hémi-hypoesthésie.

Le *langage* présente les troubles suivants :

La *parole articulée volontaire* est profondément altérée. Le malade ne peut dire que son nom de famille, il est au début incapable de dire son prénom, Philippe. Plus tard seulement, il parvient à dire d'une traite son nom suivi de son prénom, mais, si on lui demande son prénom seul, il éprouve de grandes difficultés; il répète plusieurs fois la même syllabe *Phi*, quelquefois il ne fait entendre que le son de la lettre *F,* ou bien on entend les sons *fa, fe, fi*, successivement émis, puis le mot *Phi-li-ppe* est émis par une véritable scansion, une séparation du mot en trois syllabes.

Demande. — *Quel âge avez-vous ?*

Réponse. — *Qua... qua... vingt, cent quar... vingt cent quar... quali, quani, un, deux, trois, quatre, cinq. Ah je ne peux pas là !*

D. — *Quel est votre métier ?*

R. — *Voilà.* Il fait le geste de tourner.

D. — *Comment s'appelle votre sœur, par son petit nom ?*

R. — Il veut écrire. — *Ma-ré* (pour Marie).

D. — *Vous avez mal à la tête ?*

R. — *Oh oui toujours, maintenant là.*

En résumé, le vocabulaire est extrêmement restreint; le déficit porte sur tous les genres de mots, qu'on a distingués en familiers, usuels et spéciaux. D... est pour ainsi dire incapable de répondre par une phrase complète à la question la plus simple. Les mots qu'il emploie le plus souvent sont : « *Voilà encore — toujours — des fois, des fois que — le matin — oh mais non — et puis encore — pourtant — rien que — comme celui que — oh mon vieux ! — je crois — mais ça je ne sais pas — il n'y a rien — c'est moi — Ah mais je ne peux pas maintenant — je voudrais bien.* » Son vocabulaire est donc en quelque sorte privé des éléments principaux du langage, les substantifs et les verbes, le fonds de sa conversation est formé de prépositions, d'adverbes, etc. Il faut ajouter qu'il parvient à se faire comprendre suffisamment grâce à la mimique dont il accompagne ses paroles. Cependant il n'emploie pas le style télégraphique, plutôt le style nègre quand il répond *c'est moi* pour dire j'ai fait telle ou telle chose. Il n'existe sûrement pas de jargonaphasie ; d'autre part, avec un vocabulaire si restreint et si peu riche, il y a peu de chances pour qu'il y ait une paraphasie appréciable.

Il n'y a pas de zézaiement. Certains mots qui ont été réappris, comme par exemple son prénom ou celui de sa sœur, sont manifestement scandés dans leur prononciation. D... peut fredonner l'air de la *Marseillaise* sans les paroles ; il arrive à peine, lorsqu'il veut chanter les paroles, à faire comprendre quelques-unes des syllabes des mots des premiers vers ; de même d'autres paroles ne peuvent être chantées sur cet air ; les paroles sans l'air ne peuvent pas davantage être prononcées.

Au bout de quelque temps, le malade a pu, dans une certaine mesure, prononcer le nom d'objets présentés, c'est ainsi que *vaî* désigne un verre ; *pâ* désigne du pain. Si ensuite on lui montre son carafon de vin, il dit : *pâ, o, u, i.* D... désigne nettement les objets présentés, soit en esquissant oralement leur nom, soit en l'écrivant, soit en en faisant connaître l'usage par la mimique et cela sans avoir besoin d'une sensation complémentaire. Donc *pas d'aphasie optique.*

Il n'y a pas lieu d'étudier les langues étrangères, le patois. Bien que dans sa jeunesse, il ait fait partie pendant trois ans d'une fanfare du Creusot, D... ne sait plus rien aujourd'hui de la notation musicale. L'intonation est parfaitement conservée.

La parole répétée présente des modifications corrélatives de celles de la parole articulée volontaire. On demande de répéter les mots ou les phrases suivantes :

D. — *Duvernau Louis.*

R. — *Duvernau-fe... li... li li ni, ah peux pas ça, vous, je sais bien, mais je peux pas.*

D. — *Fenêtre.*

R. — *Ah voilà, je sais bien, mais je ne peux pas !...* Efforts de prononciation. *Ah je ne peux pas, mais je sais bien là* — et du doigt il désigne une fenêtre de la salle.

D. — *Atelier.*

R. — *Oh mais non... toujours...* efforts de prononciation... *çà ne peut pas...*
Çà c'est bien là — il prend un verre en main — *vai, vai* et désignant une
assiette — *là je peux pas là.*

D. — *Atelier.*

R. — *Li, li, wa, ma, we, e, li,* etc.. efforts de prononciation syllabique.

Pour la *lecture à haute voix,* l'examen donne des résultats parallèles.

D. — (texte imprimé). *La consultation de la comtesse.*

R. — *La conne-silt di la catsi, toit.*

D. — *Le Petit Parisien.*

R. — *Li tsi Pari-zaint Parisi Parisi, li pati parisi.*

D. — (texte manuscrit). *Je ne peux pas encore lire.*

R. — *Si ji me pas ni pas quatre ille.*

D. — (texte imprimé). *Je ne peux pas encore lire.*

R. — (après avoir montré qu'il y a identité entre ce texte et le précédent)
ji lauteû di pà pô pá aussi i i.

D. — *BA—DI—LO—FU.*

R. — *Ba — di —jan —pas.*

D. — U.

R. — *ô, ô, Duvern... u.* Dans ce cas le malade s'est servi de la première
syllabe de son nom, pour retrouver la prononciation de la lettre U.

Lecture des chiffres.

D. — 2.

R. — *Deux.*

D. — 6.

R. — (Chuchoté). *Un deux trois quatre cinq* (parlé) *six.*

D. — 24.

R. — *Vingt* (puis chuchoté) *un deux trois* (et parlé) *quatre.*

L'écriture volontaire est très faiblement altérée. C'est grâce à sa persistance
qu'a pu être reconstituée l'histoire de la maladie actuelle. Il est vrai de dire que
le malade n'a pas pu rédiger une histoire détaillée, mais il a pu répondre par
l'écriture à une grande partie des questions de l'interrogatoire; il a ainsi indiqué
diverses dates, les villes où il se trouvait, les heures de la journée, etc. Les
mots et les chiffres sont donc également bien écrits. Un mot n'est pas écrit
pour un autre, donc pas de paraphasie en écrivant; il n'y a pas non plus de
mots forgés. Cette écriture n'a pu être comparée avec l'écriture antérieure à
l'ictus apoplectique. En décembre, pendant les deux semaines qu'a duré l'hémiparésie droite, D... a pu écrire de la main gauche, sans présenter d'écriture
spéculaire. D'autre part, pour constater s'il y avait ou non agraphie, on demande
au malade de répondre par écrit à des questions simples sur l'emploi d'objets
usuels. A la question : Que met-on sur la tête? il a répondu par écrit: cha-
peau. — Que faut-il pour coudre? — fil. Par contre, il a répondu par des mots
inintelligibles à d'autres questions aussi simples.

L'écriture sous dictée présente des modifications relativement à l'état normal.
Le malade écrit correctement quelques mots familiers, son prénom, ceux de

ses frères et sœurs, il ne parvient pas à écrire quelques phrases simples. Sous dictée, il écrit correctement les nombres de un, deux, trois chiffres, difficilement ou incorrectement, les nombres de quatre chiffres, sauf ceux qui désignent le millésime des années de ce siècle. Après avoir écrit correctement son nom, il écrit incorrectement différentes lettres de ce nom dictées isolément. L'état de l'écriture, sous dictée, est le même, que le malade emploie la plume ou ait à assembler des cubes alphabétiques. Impossibilité d'écrire sous dictée des mots usuels, lus et compris d'autre part lorsqu'ils sont écrits verticalement. Ci-dessous quelques exemples de l'écriture sous dictée.

TEXTE DICTÉ	TEXTE ÉCRIT
La table est grande.	*La table est grande.*
Mon pantalon est noir.	*Palpo noir.*
Le chat a mangé la souris.	*Re chat la moguer roor sinol.*
Je dors bien.	*je.*
Table.	*parte.*
Bouquet.	*boubue.*
Pantalon.	*pontane.*
Demain.	*ug.*
Ouvrage.	*ouveja,* faute vue par le malade.
Dieu.	*Dieu.*
Promenade.	*porte,* il désigne la porte et dit : « Pourtant pas là non ».
Prison.	*prison.*
Cœur.	*cous,* faute vue par le malade.
Argent.	*angar.*
Amour.	*amorse,* faute vue par le malade.
Eau.	*ou,* « et pourtant trois là » dit-il, indiquant qu'il faut trois lettres.
Poitrine.	*crafr.*
Soleil.	*saleil,* faute vue par le malade.
Tête.	*têtre,* indique qu'il ne faut que quatre lettres.
Peuplier.	*peuplete.*
Ruban.	*ruban.*
Lune.	*lune.*
Dame.	*Dame.*

Spécimen de l'écriture sous dictée.

Les mots : *portrait, gilet, fauteuil, population, jeunesse, demain, gratis, temps, chagrin, faubourg, Michel, rideau, barque, nature,* n'ont pu être écrits, le malade ne veut pas faire d'efforts et dit simplement qu'il ne peut pas.

Lettres dictées : u e a r d l p p r v.

Lettres écrites : *u d a n e m b p r v.*

Nombres dictés : 31-248-564-1870-1897-1276-2264-2317.

Nombres écrits : *31-248-564-1870-1897-8476-2654-1897.*

Avec les cubes alphabétiques les résultats sont les suivants :

Mots dictés :   Main-Porte-Mouton-Soupe-Française.

Lettres assemblées : MOFEN-PORTE-MOUTRE-SOUPE-FRAÇAISE.

L'imprimé et le manuscrit sont parfaitement copiés en manuscrit et sans fautes.

La parole parlée est très bien comprise. D... désigne très bien l'objet dont on prononce le nom devant lui. Pour les mots épelés devant lui, il ne les reconnaît guère ; il reconnaît « vin », il ne reconnaît pas « table, sac, mur, porte, chaise, clef ». Il ne reconnaît que très rarement la syllabe initiale, finale ou intermédiaire d'un objet usuel du voisinage, objet n'ayant qu'une dénomination, lorsqu'on prononce cette syllabe devant lui au milieu d'une série d'autres syllabes sans lien entre elles. L'expérience de Proust-Lichtheim n'est guère praticable. D... fait des réponses convenables à deux questions différentes, mais presque identiques de texte.

D. *Etes-vous bien dans votre lit ?* — R. *Oui.*

D. *Combien y a-t-il de lits ici ?* — R. *Vingt.*

Les *textes écrits*, imprimés et manuscrits, sont très bien *compris* par le malade, qu'il s'agisse d'une écriture étrangère ou de la sienne propre, c'est ainsi que dans l'écriture sous dictée, il distinguait très bien les mots qu'il écrivait correctement et ceux qu'il écrivait mal. Il comprend le mot *encrier* écrit horizontalement en lettres séparées ; les mots *plume, fenêtre, tabac, bière, couteau, fourchette, bouton, montre, tapis, mastic,* écrits verticalement, lettre par lettre ; le mot *bouquet* écrit horizontalement en syllabes séparées. Il comprend tout ce qu'on lui donne à lire, mime très bien un fait divers, toutefois il déclare ne pas bien saisir le sens des mots *émotion considérable, maritalement.* Les chiffres sont également bien compris, tant les chiffres arabes que les chiffres romains de la montre.

Le sens des dessins est parfaitement compris. Le malade écrit très bien la suite des jours de la semaine, des mois de l'année. Il compte à haute voix jusqu'à six, sept, puis la parole est gênée, la numération mentale se faisant plus vite que l'articulation. La mémoire des faits, des lieux et des personnes est très bien conservée. Pas de modification du caractère ou de l'intelligence.

En résumé, ce malade présente surtout une aphasie motrice avec altération correspondante de la parole répétée et de la lecture à haute voix. L'écriture copiée est intacte, l'écriture sous dictée et l'écriture spontanée sont modifiées ; mais on ne peut affirmer qu'elles soient absolument perdues, le déficit est certainement plus marqué pour l'écriture sous dictée que pour l'écriture spontanée.

Une amélioration très légère s'est produite dans l'état du langage articulé à la suite du premier séjour à l'hôpital. Le malade s'est pendant cette période exercé à prononcer diverses syllabes, en observant bien les lèvres de la personne qui lui parlait et en vérifiant de temps en temps les mouvements de ses lèvres à l'aide du miroir ; toutefois, il s'est vite fatigué de l'emploi du miroir, les résultats ont été assez faibles. Cependant on peut rappeler qu'en six semaines le malade avait récupéré la faculté de dire son prénom, en le faisant précéder de son nom, mais pas encore son prénom seul. Les personnes de son entourage ont trouvé qu'il avait la parole plus facile ; il reste malgré cela certainement beaucoup à faire de ce côté.

DIAGNOSTIC

Il s'agit, dans l'observation précédente, d'un malade aphasique ancien, chez lequel la période d'état est constituée. C'est l'altération du langage articulé qui est chez lui le symptôme fixe et permanent. La parole volontaire est presque totalement abolie, avec elle la parole répétée et la lecture à haute voix sont pour ainsi dire impossibles. Les modifications du langage écrit pourraient peut-être plutôt être interprétées de deux façons opposées. La compréhension du langage écrit est parfaite, à peine est-il indiqué que le sens de quelques mots ne paraît pas très clair ; mais ce fait est également explicable par l'état de culture intellectuelle du malade, il est en droit d'ignorer le sens de certains mots, toujours est-il qu'il rend très bien compte de tout ce qu'il lit. On est donc autorisé à dire qu'il n'y a pas du tout d'altération de la lecture mentale. Reste l'écriture. La faculté de copier est conservée : l'imprimé comme le manuscrit sont tous deux reproduits en manuscrit. Quant à l'écriture spontanée, voici un malade qui non seulement signe son nom, mais encore est capable par l'écriture de répondre à presque toutes les questions relatives à l'histoire de sa maladie ; ayant une profession manuelle, il n'a pas l'habitude d'écrire beaucoup ; lui demander une relation écrite de sa maladie serait peut-être lui imposer un grand effort d'intelligence et de patience. De par l'écriture spontanée seule il est donc permis d'hésiter avant de prononcer si ce malade est un non atteint d'agraphie. Les résultats de l'écriture sous dictée ne sont pas pour mettre fin à cet état d'incertitude.

Laissons donc de côté pour un instant l'état de l'écriture ; le diagnostic *d'aphasie motrice ancienne en voie d'amélioration* est évident. Toutefois il y a lieu de remarquer que la cécité verbale, même latente, n'a pu être décelée chez lui : toujours il a reconnu le sens d'un mot usuel, quelque fût le changement imprimé au dessin de ce mot. Il existe chez lui de l'altération de l'évocation spontanée des images auditives des mots, si nous nous sommes exactement conformé à la technique indiquée par MM. Thomas et Roux; cependant nous ne voudrions pas assurer que nous nous sommes fait bien comprendre du malade, il nous a paru que la recherche de ce symptôme devra être particulièrement délicate dans la clientèle d'hôpital.

L'observation précédente ne rentre donc pas complètement dans le cadre dressé par M. Mirallié pour l'aphasie motrice corticale, qui serait caractérisée par les symptômes suivants. a) Perte de la parole spontanée. Destruction des images motrices d'articulation ; conservation relative du chant. b) Perte de la parole répétée. c) Perte de la lecture à haute voix. d) Perte de l'écriture spontanée (sauf le nom propre du malade et quelques rares autres mots). e) Perte ou altération très profonde de l'écriture sous dictée. f) Conservation de l'écriture d'après copie; le malade copie en transformant l'imprimé en manuscrit. g) Cécité verbale manifeste ou latente ; altération de la lecture mentale ; jamais d'hémiopie. h) Conservation de la compréhension de la parole parlée, mais altération de l'évocation spontanée des images auditives. i) Hémiplégie droite, dans l'immense majorité des cas, par extension de la lésion à la zone psycho-motrice.

Elle n'est pas non plus superposable au tableau suivant de l'aphasie motrice pure sous-corticale donné par le même auteur, et ce à cause de l'état discutable de l'écriture.

a) Perte de la parole spontanée. Mais conservation des images motrices d'articulation. Le malade fait autant d'efforts d'expiration (Dejerine), serre autant de fois la main qu'il y a de syllabes dans un mot (Lichtheim).

b) Perte de la parole répétée. Dans le chant, conservation de l'air, mais perte de l'articulation des mots.

c) Perte de la lecture à haute voix.

Conservation de :

d) Écriture spontanée.

e) Écriture sous dictée.

f) Écriture d'après copie.

g) Compréhension de l'écriture.

h) Compréhension de la parole parlée.

i) Hémiplégie droite fréquente, souvent avec paralysie de la corde vocale correspondante.

L.

Par conséquent, la détermination du siège des lésions auxquelles il faut attribuer l'ensemble des symptômes ne s'impose pas. Contentons-nous d'avoir égard tout d'abord à la perte du langage articulé.

Rôle du centre de Broca. — La *localisation de la perte du langage articulé* n'est pas sans soulever déjà quelques difficultés. En d'autres termes, la lésion sera-t-elle corticale ou sous-corticale ? Au sujet de la *localisation corticale*, quelques auteurs, Sachs, Wyllie, Elder, Onuf, ont prétendu qu'il y avait lieu de distinguer des territoires différents dans la circonvolution de Broca. Au préalable, il y a lieu de fixer un point de terminologie. Par circonvolution de Broca on ne désigne pas une circonvolution entière, comme la troisième circonvolution frontale, mais, par une sorte d'abus de langage, on n'entend réserver ce nom qu'au pied de la troisième circonvolution frontale gauche et l'usage semble avoir consacré cette appellation. Mais les mêmes auteurs étendent singulièrement le territoire occupé par le centre du langage articulé; sans établir une terminologie définitive, Sachs, Wyllie, etc., réunissent le pied de la troisième circonvolution frontale gauche aux pieds des deux circonvolutions rolandiques (opercule rolandique), frontale et pariétale ascendantes, et appliquent à cet ensemble le nom de champ de Broca ou aire de Broca. Voici donc pour une surface très restreinte de l'écorce, et sans parler des circonvolutions elles-mêmes, une variété de dénominations qui explique l'importance d'une nomenclature anatomique unique et des fixations des règles de cette nomenclature (1). Nous réserverons le terme de centre de Broca, centre des images articulo-motrices, pour le pied de la troisième circonvolution frontale gauche.

Il y a donc une conception nouvelle du centre du langage articulé. Il faut aller en chercher l'origine dans les résultats des expérimentations faites sur les animaux supérieurs, et spécialement sur les singes, par Horsley et Beevor. Ces auteurs ont en effet montré qu'en excitant le pied de la troisième frontale, on ne provoque pas de mouvements des lèvres, de la langue ou du larynx. Ce fait semblait en contra-

(1) La question de l'adoption de la nomenclature élaborée par la Société d'anatomie allemande figure au programme du prochain congrès de Moscou. His. Die anatomische Nomenclatur. *Arch. f. Anat. u. Physiol. (Anat. Abtheil).* Supplem. Bd., 1895.

diction avec les observations anatomo-cliniques d'aphasie motrice par lésion de la troisième frontale chez l'homme, et ces résultats s'aggravaient de cette considération plus récente : ces auteurs auraient dans une certaine mesure justifié l'application de leurs conclusions du singe à l'homme. M. Marinesco a ainsi rapporté ces recherches (*Semaine médicale*, 1896, p. 198) : « Chez l'homme, dans plusieurs cas d'épilepsie jacksonnienne, Horsley, après avoir trépané au niveau de la zone rolandique, et pour déterminer exactement le point où le chirurgien devait agir, a électrisé les circonvolutions ainsi mises à nu. Chez l'homme comme chez le singe, les grandes articulations sont placées en haut, à la partie supérieure du sillon de Rolando, et, à mesure qu'on descend vers le pied de la zone rolandique, on trouve les centres d'articulations préposées à des mouvements de plus en plus différenciés. Horsley a vérifié dans six cas l'exactitude de la topographie des centres du membre supérieur, dans trois cas celle du membre inférieur, enfin dans deux cas celle de la face. »

Il est cependant indéniable que, chez l'homme, la lésion du pied de la troisième frontale est souvent associée à la perte du langage articulé. Pour concilier ces faits avec les résultats expérimentaux, Wyllie, Sachs, Onuf supposent que le centre du langage articulé, le champ de Broca, comprend non seulement le pied de la troisième circonvolution frontale, mais encore les pieds des deux circonvolutions rolandiques, frontale ascendante et pariétale ascendante. On assigne alors au pied de la troisième frontale le rôle suivant dans le langage articulé. En ce point se trouveraient déposées les images psycho-motrices d'articulation, images directrices, formées de souvenirs de sensations tactiles et musculaires (1). Dans le pied de la frontale ascendante serait le centre de l'innervation motrice des muscles qui déterminent l'adduction des cordes vocales et les mettent en position favorable pour l'acte de la phonation. L'excitation du centre d'un seul hémisphère détermine une adduction égale des deux cordes vocales.

(1) « It seems to me that the foot of the third frontal convolution is not motor in function and yet has relations of extreme importance to the motor production of speech — we are almost forced to the conclusion that — it must be in a special manner the store house of the psychological pictures or memories, which in themselves are so largely sensory in constitution, being made up chiefly from memory of musculare and tactile sensation. » WYLLIE, cité par ONUF. *Journal of nerv. a. ment. diseases*, février 1897.

Ainsi, dans le *schéma de Wyllie*, on aurait le centre de la phonation, ou de l'adduction des cordes vocales, en *b*, à la partie antérieure
de la moitié inférieure de la circonvolution frontale ascendante,
c'est-à-dire la partie de cette circonvolution voisine du centre des
images psycho-motrices. Le centre des mouvements des lèvres et de
la langue, du mécanisme oral d'articulation, serait situé dans la partie
postérieure du pied de la frontale ascendante, en *c*, et s'étendrait en
d plus ou moins loin dans le pied de la pariétale ascendante. Les
représentations psycho-motrices du langage articulé auraient leur
siège en *a*, et les cellules motrices commandant l'exécution des mouvements nécessaires à l'articulation et l'émission du langage, en *b, c, d*.
Le mode de succession de ces derniers centres est calqué sur la topo-

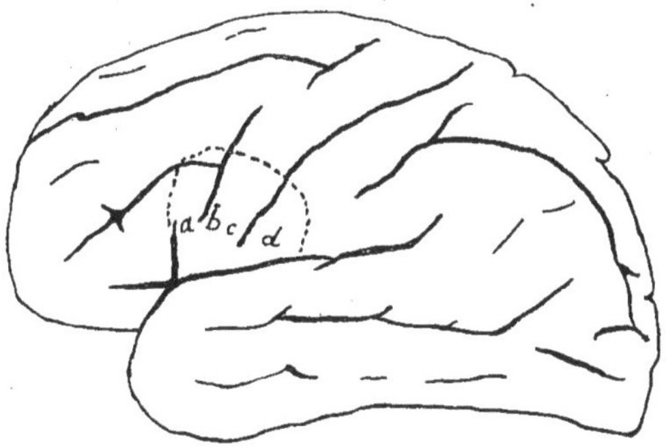

graphie adoptée chez les singes. Il va sans dire que, chez l'homme, ces
localisations ne pourront être tenues pour exactes, qu'autant qu'on
n'aura pas négligé les suppléances et compensations réciproques des
différentes parties de l'écorce. M. Brissaud a montré que la situation du centre cortical ne change pas relativement aux centres profonds,
elle ne change que relativement aux parties de l'écorce qui l'envi-
ronnent (1).

A la suite de ces divisions, Onuf propose de réserver le nom de
centre de Broca au centre *a* des images psycho-motrices du langage,
situé sur le pied de la troisième circonvolution frontale; les autres
centres, *b, c, d*, seraient les *centres secondaires du langage articulé*.
Cette distinction s'impose, ajoute-t-il, en ce sens, que seules les lésions
du centre des images psycho-motrices produiraient des troubles du

(1) Brissaud. *Anat. du cerveau de l'homme*. Introd., p. LXX.

langage intérieur, et par conséquent de l'alexie et de l'agraphie, tandis que les lésions des centres secondaires de la parole ne provoqueraient que l'imperfection ou l'impossibilité de l'articulation du langage, laissant le langage intérieur intact. A l'appui de sa thèse, Onuf cite l'observation suivante de Elder, où il y a plutôt dysarthrie qu'aphasie vraie.

OBSERVATION II. — ELDER. *Dysarthrie. Lésion du pied des circonvolutions rolandiques.*

Homme de 60 ans, bien portant auparavant, présente subitement des troubles de la parole. Le lendemain on note de la parésie du côté droit de la face, avec intégrité de l'orbiculaire. Il parlait en bredouillant, de sorte qu'il avait de la difficulté à prononcer les mots distinctement; cependant cela tenait surtout à la difficulté qu'il avait à remuer, aussi facilement qu'il l'aurait voulu, la langue, les lèvres et les autres muscles nécessaires à l'articulation. Il n'avait pas d'aphasie réelle, il savait ce qu'il allait dire, essayait de le dire et y réussissait souvent, mais les mots étaient bredouillés et indistincts. Difficulté de la déglutition. Pas d'altération de la voix. Pas de paralysie des bras et des jambes. Six jours après, mort, avec signes de congestion hypostatique des bases.

AUTOPSIE. — A la section horizontale du cerveau, on trouve un caillot sanguin, d'environ une cuillerée à dessert, au niveau de l'extrémité inférieure des circonvolutions frontale ascendante et pariétale ascendante de l'hémisphère gauche. Le foyer avait détruit presque entièrement la substance corticale de l'extrémité inférieure de ces deux circonvolutions, depuis la scissure de Sylvius jusqu'au niveau du sillon séparant la troisième de la seconde frontale. Restaient intactes la troisième circonvolution frontale et aussi cette partie de l'extrémité inférieure de la frontale ascendante qui confine immédiatement au sillon prérolandique.

Enfin Wyllie ayant fait le même exposé du centre du langage articulé cite une observation sans autopsie où, selon toute apparence, il admet une lésion des centres secondaires de la parole avec intégrité du pied de la troisième frontale.

OBSERVATION III. — *Aphasie motrice sans agraphie. Retour du langage articulé après rééducation.* — WYLLIE, vol. 39, p. 391 (Obs. VII résumée).

Patrick K..., 25 ans, célibataire, chauffeur, entre le 10 septembre 1892. Perte de la parole articulée. Parésie du côté droit. Affection mitrale.

Début quatre mois avant son entrée ; faiblesse du bras droit remarquée pendant le repas ; il rentre chez lui, se couche. Perte de connaissance.

Le lendemain matin, hémiplégie droite et aphasie. Soigné en Amérique, à Pittsburg, pendant un peu plus de trois mois. Au bout d'un mois aurait pu marcher et dire *yes* et *no*. La motilité ne revient au bras qu'environ trois mois après l'ictus. Quinze jours après avoir pu dire *yes* et *no,* le malade peut répondre par écrit à certaines questions sur son état de santé, et cela de la main gauche.

Il quitte New-York le 15 août pour entrer le 10 septembre dans le service.

La face est prise et déviée à gauche, la langue légèrement déviée à droite. Langage articulé : ne dit que *yes* et *no*, mais fait des efforts pour dire d'autres mots et donne toujours des sons articulés distincts. Au bout de dix jours il parle ainsi ; il dit :

Pittsburd pour *Pittsburg ; Caseno* pour *Glascow ; Skennes* pour *September ; Toosday* pour *Tuesday ; Muchaday* pour *Wednesday ; Ped* pour *Bread ;* il prononce correctement *Butter* et *Tea*.

Si on lui fait répéter l'alphabet anglais, il présente des troubles marqués, il prononce mal et les consonnes et les voyelles, toutefois cet examen est pratiqué en faisant répéter des syllabes complètes.

Le malade écrit de la main gauche. Les lettres écrites avant l'ictus étaient intelligibles, quoique avec des fautes d'orthographe ; à noter qu'il a l'habitude d'écrire le pronom *I* (je) avec une minuscule *i*. Dans l'histoire de sa maladie, qu'il écrivit en septembre, on note quelques troubles, en dehors des fautes d'orthographe, il y a ou des mots oubliés ou interposition de mots superflus.

Lecture à haute voix absente, lecture mentale conservée.

La rééducation s'est faite en apprenant au malade des sons syllabiques, c'est-à-dire qu'une consonne était placée soit au commencement, soit à la fin d'une syllabe, par exemple pour P il apprenait à dire *Papa, apap, appa*. En janvier 1893 le malade quitte l'hôpital, articulant bien quoique avec une certaine lenteur.

Le malade aurait expliqué qu'il avait seulement un trouble de l'articulation mais non du langage intérieur ; il forme très bien les mots mentalement.

Notons cependant que Wyllie reconnaît que, dans ce cas, deux autres hypothèses pourraient être proposées : la première d'une lésion sous-corticale, la seconde serait que tout le champ de Broca, centre principal et centres secondaires du langage articulé, est pris et la conservation du langage intérieur serait expliquée par ce fait que le malade aurait été un auditif et que le centre auditif verbal aurait été prédominant chez lui.

Ainsi l'aphémie résulte d'une lésion siégeant au niveau du centre de Broca. Cependant, quelquefois, cette lésion n'est accompagnée que de troubles très relatifs du langage articulé ; d'autres fois, l'aphémie coïncide avec des lésions du lobule de l'insula, comme dans deux observations de P. Raymond et de Bouisson.

Aphasies motrices sous-corticales. — Pour les localisations sous-corticales, l'accord semble se faire, bien que la conception des aphasies sous-corticales se soit modifiée depuis quelques années. De plus en plus, on considère que, par aphasies motrices sous-corticales, on ne doit entendre que celles qui sont produites par une lésion de la substance blanche, très voisine de la circonvolution de Broca. Les lésions plus éloignées de l'écorce, les lésions capsulaires, par exemple, donneraient lieu à la dysarthrie ou à l'anarthrie et, dans une bonne classification, ne devraient pas porter le nom d'aphasie sous-corticale : cliniquement en effet, il n'existe plus, dans ces cas, d'aphasie véritable. Enfin, le faisceau de projection, plus spécialement réservé aux mouvements de l'appareil labio-glosso-laryngé, n'est pas spécialisé à la fonction unique du langage : telle est la conclusion de Halipré ; d'après Sachs, ce serait également l'opinion de Wernicke.

Cette conception récente de l'aphasie motrice sous-corticale tend à faire prévaloir la théorie du centre de Broca, centre psycho-moteur seulement. L'aphasie motrice sous-corticale ne relève plus alors d'une lésion des faisceaux de projection du centre de Broca, mais bien d'une lésion des faisceaux d'association de ce centre, unissant le centre psycho-moteur de Broca aux centres corticaux du larynx, du pharynx, de la langue et de l'extrémité inférieure de la face, en un mot, aux centres secondaires du langage articulé de Wyllie et Onuf. Deux neurones devraient intervenir pour établir les connexions du centre de Broca avec les noyaux bulbo-protubérantiels. M. Pitres exprimait d'ailleurs une opinion analogue au Congrès de médecine de Lyon en 1894.

« Plusieurs raisons permettent de penser que le centre de Broca est surtout en relations, par les prolongements de ses cellules aussi bien que par les fibres sous-jacentes qui en partent, avec les autres centres corticaux. Il est probable que l'immense majorité des fibres, qui se détachent de sa face profonde, va se terminer dans des circonvolutions voisines ou éloignées et qu'une infime minorité seulement traverse la capsule interne.

Le centre de Broca ne constitue pas par lui-même un organe moteur, puisque ses lésions destructives, lorsqu'elles sont exactement limitées à son aire, et qu'elles ne dépassent pas en arrière le sillon préfrontal, ne sont suivies d'aucune paralysie des lèvres, de la langue, du larynx, ni d'aucun autre muscle. Tout ce que nous savons de ses fonctions tend à le faire considérer comme un organe d'élaboration psychique, agissant indirectement sur les mouvements des organes phonateurs, mais empruntant, pour l'exécution de ces mouvements, le secours des centres moteurs communs et des voies conductrices qui en dépendent. Cela explique comment ses altérations organiques donnent lieu à des phénomènes purement psychiques (perte des images phonétiques des mots, absence de l'incitation psycho-motrice, inertie consécutive sans paralysie vraie des organes phonateurs), tandis que les lésions en foyers de la région capsulaire déterminent des phénomènes de motricité pure (paralysie labio-glosso-laryngée pseudo-bulbaire) sans porter aucune atteinte au mécanisme psychique ou psycho-sensoriel du langage. »

La persistance de la *lecture mentale* dans l'aphasie sous-corticale est une des particularités cliniques servant à la différencier de l'aphasie motrice corticale. Or chez notre malade nous ne constatons ni cécité verbale manifeste, ni cécité verbale latente, au moins par les procédés de recherche mis en œuvre. L'expérience de Lichtheim tentée chez lui n'a pu être menée à bonne fin ; il n'est pas possible d'utiliser les résultats qu'elle a donnés. D'ailleurs cette expérience n'est pas décisive, il peut suffire pour qu'un malade y satisfasse qu'il ait conservé d'autres images verbales que les images motrices d'articulation. Ce malade (obs. I) n'a pu indiquer le nombre de syllabes, alors qu'il pouvait indiquer le nombre de lettres que renfermait un mot à lui dicté. Aussi jusqu'ici, le diagnostic le plus plausible dans ce cas est celui d'aphasie motrice sous-corticale.

Deux réserves doivent être faites : l'une d'ordre anatomique, l'autre d'ordre clinique. C'est ainsi qu'au point de vue anatomique, on conçoit qu'une lésion corticale, dans le cours de son évolution, atteindra les faisceaux blancs sous-jacents et leur imprimera une modification organique plus ou moins appréciable, comme dans l'observation V ci-dessous de Kostenich. Un raisonnement inverse s'applique aux lésions sous-corticales. Donc on ne peut trancher le différend d'une façon absolue, et cantonner les lésions, exclusivement dans l'écorce, ou exclusivement dans la substance blanche.

D'autre part, au point de vue symptomatique, si l'on ne désigne plus les anarthries pseudo-bulbaires sous le nom d'aphasies sous-corticales, il est impossible de constater des différences entre les troubles du langage liés à une lésion du centre de Broca et ceux qui sont liés à une lésion de la substance blanche immédiatement sous-jacente. Dans l'observation suivante, les phénomènes aphasiques ont été sujets à des oscillations ; ils se réduisaient à la conservation de la faculté de répéter, à la persistance à un certain degré du langage automatique et à la perte passagère du langage articulé : ils correspondent à une lésion ayant respecté macroscopiquement le centre de Broca.

OBSERVATION IV. — *Hémiplégie droite. Perte du langage articulé.* — *Pas de surdité verbale. Autopsie : Foyer de ramollissement du centre ovale du lobe frontal, ayant détruit une partie de la substance blanche de F^2 et F^3.* (Communiquée par notre collègue et ami DE MASSARY.) Résumée.

Zuib..., 70 ans, blanchisseuse, pavillon Littré, n° 5.

Les antécédents personnels sont difficiles à recueillir. Depuis quelque temps a malade se plaignait d'étouffements, de palpitations, d'affaiblissement de la mémoire. Le dimanche 10 novembre, elle va chez une voisine, là elle ne peut parler et ne peut dire que « *oui* ». On remarque à ce moment que la bouche est déviée, la marche est encore possible, bien que le côté droit soit paralysé.

Entre le surlendemain, 12 novembre 1895, à l'hôpital Saint-Antoine, dans le service de M. Brissaud. Elle peut encore assez facilement marcher, quitte très souvent son lit pendant la journée et pendant la nuit, de sorte qu'on est obligé de lui mettre des planches.

Elle répond par « *oui* » et « *non* » aux questions qu'on lui pose, semble encore comprendre un peu ce qu'on lui dit, bien qu'il y ait une certaine confusion dans ses idées ; ne parle pas spontanément, mais répète quelques mots qu'on lui demande de répéter ; tire la langue quand on lui en donne l'ordre à haute voix, mais non quand on lui en donne l'ordre écrit. Cependant quelques jours plus tard, son état s'étant amélioré, elle aurait donné à entendre qu'elle n'avait pu lire parce qu'elle n'avait pas de lunettes. — Hémiparésie droite plutôt qu'hémiplégie droite, sauf à la face où l'on constate un aplatissement très marqué du côté droit, bouche déviée à droite ; ni déviation, ni tremblement de la langue ; la malade fume la pipe à droite. Les mouvements des yeux s'exécutent bien, pupilles égales, pas de rétrécissement du champ visuel. Dans tout le côté droit, anesthésie au tact, à la douleur et à la chaleur. Réflexe rotulien diminué à droite. Pas de clonus. Pas de troubles des sphincters.

Cœur ralenti arythmique, souffle au premier temps à la pointe. Pouls 40. Rien aux autres organes, ni albumine, ni sucre dans l'urine.

17 novembre. Peut manger seule. Malpropreté.

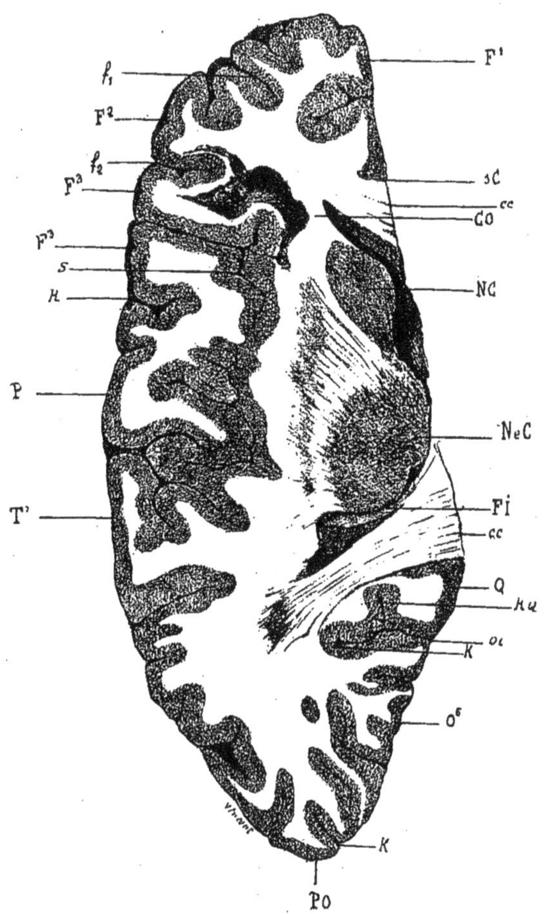

c c. Corps calleux. — C O. Centre ovale. — F¹. Première circonvolution frontale. — f₁. Premier sillon frontal. — F². Deuxième circonvolution frontale. — f². Deuxième sillon frontal. — F³. Troisième circonvolution frontale. — F I. *Fimbria.* — K. Scissure calcarine. — N.C. Noyau caudé. — N e C. Noyau externe de la couche optique. — Oᵍ. *Cunéus.* — O i. Scissure perpendiculaire interne. — P. Circonvolution pariétale ascendante. — P O. Pôle occipital. — Q. Lobe carré. — R. Scissure de Rolando. — R Q. Recessus antérieur de la scissure occipitale interne. — S¹. Branche postérieure de la scissure de Sylvius. — s. C. Sinus du corps calleux. — T¹. Première circonvolution temporale.

Parle assez bien et spontanément fait quelques réponses sensées et correctes.

Le 20. Elle répond aux questions par « *oui — non — mais vous savez — il y a des choses que — c'est-à-dire* ». N'arrive pas à donner le nom d'un objet usuel.

Le 22. Indique le nom de quelques objets (un vase, du lait), mais cinq minutes après, elle accepte très bien qu'on donne à ces mêmes objets des désignations fantaisistes. Si on la presse de dénommer quelques objets, elle répond : « *Çà c'est du... ah ! vous m'ennuyez* ». Elle paraît avoir de la surdité pour les mots, mais non pour les phrases entières. Si on la fait compter, elle arrive jusqu'à 19 mais ne retrouve pas 20. Une fois qu'elle tient ce chiffre elle continue assez facilement jusqu'à 40.

Le 25. Le langage dit automatique paraît être revenu, elle compte jusqu'à 40, récite presque en entier le *Pater*.

État stationnaire jusqu'aux premiers jours de janvier 1896. La malade meurt le 11 janvier avec des signes de broncho-pneumonie.

Autopsie. — Broncho-pneumonie double. Insuffisance mitrale. Aorte dilatée, athéromateuse.

Hémisphère droit normal.

A l'hémisphère gauche, rien à l'examen des circonvolutions. Sur une section horizontale, passant par les deux commissures, on constate les lésions suivantes. (V. fig. ci-contre.) Dans le centre ovale, en dehors de la couronne rayonnante du noyau caudé, et immédiatement en dedans de la substance grise doublant le fond de la rigole antérieure de l'insula, existe un foyer de ramollissement kystique affectant la forme d'un V à branches égales dont l'ouverture regarde en arrière. La branche interne de ce V à en moyenne une largeur de cinq millimètres et une longeur de douze millimètres. La branche externe a une longueur et une largeur moyennes de un centimètre. La hauteur du ramollissement est à peu près de un centimètre. C'est surtout la branche interne du V qui est située dans le centre ovale proprement dit, la branche externe entame fortement la substance blanche de F^3. Enfin de la pointe du V part un prolongement triangulaire à sommet externe qui se dirige en dehors, pénètre dans la substance blanche de F^2 et semble, à l'œil nu, intéresser légèrement l'écorce de cette circonvolution.

L'écriture n'a pu être examinée chez cette malade. Somme toute, les troubles du langage articulé n'étaient pas excessivement marqués chez elle ; ils ont été fugaces et ils correspondent macroscopiquement à une lésion sous-corticale. L'état de la lecture mentale n'a pas été relaté, c'est sur l'état de cette modalité du langage, sur l'absence de cécité verbale, même latente, que, pour l'observation I, nous avons appuyé le diagnostic d'aphasie motrice sous-corticale, mais nous avions négligé l'état de l'écriture sur lequel il nous reste à nous expliquer.

Agraphie. — Il est incontestable que, d'après copie, le malade écrivait plus et mieux que sous dictée et spontanément. Mais les exemples que nous avons reproduits de son écriture sous dictée, les réponses écrites qu'il a faites à l'interrogatoire, prouvent qu'il n'est pas totalement agraphique. Cependant, si l'on rappelle que ce malade n'a pas écrit la moindre phrase complète, que toujours il a indiqué la réponse qu'il voulait faire, bien plus que donné le texte intégral de cette réponse, on peut être tenté de le ranger parmi les agraphiques et cette opinion est défendable.

Deux théories prétendent expliquer la présence de ce symptôme, l'agraphie. La première est qu'il existe un centre de l'écriture et que ce centre est lésé ou peut être annulé dynamiquement ; la seconde est que ce symptôme est un symptôme associé et associé nécessairement à l'aphasie motrice par lésions corticales du centre de Broca et qu'il n'y a pas de centre autonome des images motrices graphiques. Une question préalable à résoudre est donc celle de l'existence et du siège du *centre de l'agraphie.*

On s'est basé, pour appuyer l'existence de ce centre, sur cet argument anatomique, qu'il était des cas dans lesquels on notait la coïncidence de la conservation des images motrices graphiques avec la perte d'autres modalités du langage, telles que les images verbales d'articulation, les images verbales visuelles, les images verbales auditives. Nous ne retiendrons que les deux cas, avec autopsie, connus de conservation de l'écriture avec perte des images motrices d'articulation, puisque nous voulons nous restreindre aux aphasies motrices et négliger les aphasies sensorielles. La première de ces observations est empruntée à Kostenich, la seconde à Banti.

OBSERVATION V. — KOSTENICH. *Aphasie motrice sans agraphie. Autopsie : ramollissement très étendu de tout le lobe frontal gauche, intéressant la substance blanche. Maximum des lésions au niveau du centre de Broca.*

B..., 54 ans, peintre.

On ne peut obtenir de renseignements oraux du malade sur l'anamnèse, car il est totalement aphasique. Mais il écrit spontanément : « Depuis dix-sept ans, à la suite d'un ictus apoplectique, je suis paralysé du côté droit, j'ai perdu la parole, je puis dire le mot — *ja* —, j'entends très bien ; de la main gauche je puis dessiner et écrire. » Il écrit ces mots de la main gauche très lisiblement, mais cependant avec un léger tremblement. Il écrit sans erreur le nom des objets qui lui sont présentés (argent, chaîne, anneau). Il ne peut dire que le mot « *ja* » et, pour le reste, est totalement aphasique. La compréhension des mots est intacte, il comprend tout ce qu'il lit, mais sans prononcer. Il chante des mélodies, sans pouvoir articuler le texte correspondant. Il peut compter mentalement. A la question 7 et 3, il répond immédiatement 10. Non seulement il écrit, mais il peint et dessine très bien de la main gauche.

A l'interrogatoire, il reconnaît avoir eu la syphilis il y a plus de vingt ans. Rien d'anormal à l'examen ophtalmoscopique. Pas de troubles de la vue. Mouvements du globe oculaire bons. Pupilles étroites et ne réagissant pas à la lumière. Parésie du facial supérieur droit. La langue n'est pas déviée. Paralysie complète du membre supérieur droit. Contracture (type de flexion) de l'avant-bras, de la main et des doigts. Dans le membre inférieur droit, contracture en extension, réflexes tendineux exagérés. Les mouvements actifs du membre inférieur droit se font sans grande force, mais sont néanmoins conservés, sauf l'abduction du pied, qui manque totalement. Démarche hémiplégique typique. Pas d'altérations grossières de la sensibilité, pas de convulsions d'un seul côté du corps. Fonctions vésicales et rectales normales.

L'état du malade reste le même dans ses grandes lignes pendant un an d'observation. Dans l'automne 1892, attaques apoplectiformes répétées, une fois même avec état d'inconscience, mais sans nouveaux phénomènes paralytiques. Dans une de ces attaques le malade meurt, le 16 août 1892.

Autopsie. — Examen macroscopique. L'hémisphère gauche est notablement altéré. Dans l'ensemble, il est plus petit que le droit. Cette diminution de volume porte surtout sur le lobe frontal, ce ratatinement est plus marqué de haut en bas que d'avant en arrière. Sur l'hémisphère gauche, la pie-mère est fortement épaissie, depuis l'extrémité antérieure de cet hémisphère jusqu'à la circonvolution frontale ascendante. Par places, la pie-mère est même adhérente, soudée à la substance cérébrale, sur d'autres points, la pie-mère est séparée de l'écorce par un liquide qui s'écoule à la section des méninges. Sur les autres parties de l'hémisphère gauche et sur l'hémisphère droit, la pie-mère est très peu épaissie et a très peu perdu sa transparence.

Au toucher, le lobe frontal est difficile à délimiter à travers la pie-mère épaissie ; toutefois on sent que le tissu cérébral a conservé sa fermeté dans la partie antérieure, alors qu'il est plus mou dans sa partie postérieure jusqu'à la circonvolution frontale ascendante. La partie supérieure de la frontale ascendante est seule conservée ; il appartient à l'examen microscopique de montrer jusqu'à quel point la partie inférieure prend part au ramollissement. Le præcuneus, le cuneus et le lobe temporal ne présentent pas d'altérations macroscopiques. Sur la face interne on voit que sont conservées la partie postérieure de la première frontale et la partie inférieure du gyrus fornicatus. Sur une coupe sagittale de l'hémisphère gauche, on voit que, dans la région du noyau caudé et de la capsule interne, la substance blanche présente des modifications notables de sa coloration et qu'elle est très vraisemblablement ramollie. L'examen microscopique renseignera sur le degré de ramollissement du noyau caudé et de la couche optique. La corne antérieure du ventricule latéral ne peut être délimitée, la postérieure et l'inférieure paraissent normales.

Cerveau durci dans le Müller. On pratique ensuite les coupes de Pitres. Sur la coupe vertico-transversale passant par la pointe du lobe frontal gauche, on voit le foyer de ramollissement partir des régions externes et inférieures et se diriger en dedans. Ainsi, toutes les circonvolutions situées à la surface externe du lobe frontal et la substance blanche sous-jacente sont comprises dans le foyer de ramollissement alors que les parties internes et inférieures du lobe frontal ont un aspect quasi-normal sur la coupe considérée. C'est la troisième circonvolution frontale la plus lésée.

Sur les préparations microscopiques, on voit que le foyer de ramollissement s'étend jusqu'à la pointe du lobe frontal et a surtout lésé la substance blanche. L'écorce présente un ratatinement très notable. Les lésions sont plus marquées un peu plus en arrière jusqu'au sillon de Rolando et dans la circonvolution de Broca. La substance blanche semble transformée en tissu fibreux, l'écorce, très diminuée d'épaisseur, n'est représentée que par une très mince bande. Les parties internes et inférieures du lobe frontal ne paraissent pas altérées. La lésion n'est que très faible dans la pariétale ascendante et à l'union du lobule paracentral et du prœcuneus. Sur les coupes, faites dans la partie antérieure du prœcuneus et du lobe temporal, le cerveau paraît normal.

Examen microscopique. — Avant de passer dans les alcools le cerveau durci dans le Müller, on prélève de légers fragments sur plusieurs points du foyer de ramollissement, et on les dissocie dans la glycérine ; on voit alors que la myéline des fibres nerveuses est fragmentée, que les fibres normales alternent avec les fibres granuleuses ; entre les fibres nerveuses et les fibres conjonctives sont épars des leucocytes mononucléaires, des cellules rondes graisseuses, par places on trouve quelques hématies et des cellules nerveuses très lésées. Outre ces éléments, on trouve une quantité notable de grains et de plaquettes, du pigment hématogène et quelques figures formées de couches concentriques, insolubles dans l'acide chlorhydrique, mais qui sont cependant des concrétions calcaires mêlées à des subtances organiques.

Les parties lésées du cerveau sont incluses dans la celloïdine et coupées au microtome. La pie-mère de l'hémisphère gauche est très hypertrophiée et infiltrée de leucocytes mononucléaires, surtout au voisinage des vaisseaux. Par places, des globules rouges presque normaux et quelques cellules endothéliales. Sur la moitié postérieure de l'hémisphère gauche ainsi que sur l'hémisphère droit, la pie-mère est peu épaissie. Les parois vasculaires des vaisseaux de grand et de petit calibres sont fortement épaissies, tant dans la pie-mère que dans l'hémisphère gauche ; la gaine adventice est parsemée de cellules rondes entre lesquelles on remarque des cellules fusiformes. Les vaissseaux ont leur lumière rétrécie ou totalement oblitérée. L'épaississement des parois vasculaires existe dans l'hémisphère gauche et, tout au moins, dans le lobe frontal droit qui a été examiné. Dans le foyer de ramollissement, il y a par places de légères hémorrhagies. A la pointe du lobe frontal gauche, l'écorce cérébrale est, ainsi qu'il a déjà été dit, ratatinée et infiltrée de leucocytes, les cellules nerveuses de l'écorce ont très peu de prolongements, elles sont presque toutes atrophiées. La substance blanche, colorée à l'hématoxyline Weigert, n'a pris la teinte noire qu'en quelques places, elle contient une grande quantité de leucocytes. De plus, on trouve des amas de substance nécrosée avec des leucocytes, des granulations de pigment hématogène, et des globules rouges altérés.

Plus en arrière, de la pointe du lobe frontal au sillon de Rolando, le ramollissement, ainsi qu'il est dit ci-dessus, est plus avancé surtout dans les parties externes et supérieures de l'hémisphère ainsi qu'au pied de la frontale ascendante. Dans ces parties, à la place de la substance blanche, on trouve un tissu fibrillaire et entre ces fibrilles : de nombreux leucocytes, la substance nécrosée ci-dessus décrite et les formations en couches concentriques. L'écorce est très ratatinée. La pariétale ascendante n'est normale que par endroits, c'est à-dire que la substance blanche est ou normale ou lésée, mais toujours infiltrée de leucocytes. Cette infiltration est moins marquée dans l'écorce correspondante qui elle est presque normale. Même aspect dans les parties interne et inférieure des coupes antérieures de l'hémisphère, malgré leur apparence macroscopique normale. Description des lésions du noyau caudé, de la couche optique, de la capsule interne, des noyaux d'origine du moteur oculaire commun, etc., etc.

Il s'agit donc ici aussi bien de lésions corticales que de lésions sous-corticales et, d'après les déclarations de l'auteur, l'écorce est surtout altérée dans la troisième frontale gauche, la lésion de ce point n'a pas entraîné la suppression de l'écriture, mais seulement celle de la parole.

Observation VI. — Banti. *Aphasie motrice sans agraphie. Guérison relative. Ramollissement du pied de F³.*

Homme 36 ans, droitier, sait lire et écrire couramment. A eu la syphilis il y a dix ans. Paraît légèrement éthylique. Depuis un an est essoufflé à la suite de fatigues, de courses, etc. En décembre 1877, se trouvant dans la rue, est frappé d'apoplexie avec perte de connaissance. Revenu à lui quelques instants après, il se trouve paralysé du bras droit et de la jambe droite. Il essaie de parler et il lui est impossible d'articuler une seule parole. On ignore s'il a existé une paralysie de la face. Il est transporté chez lui et, pendant la nuit, la paralysie disparaît presque complètement, mais l'impossibilité de parler persiste. Le jour suivant, il est amené à l'hôpital Santa-Maria Nuova.

La motilité du côté droit du corps est normale. Pas trace de paralysie de la face ou de la langue. Le malade s'efforce en vain de parler, il ne peut prononcer une seule parole, pas même une seule syllabe isolée. Il semblait désespéré de son mutisme et cherchait à se faire comprendre par gestes. Je lui demandai s'il savait écrire et, sur un signe affirmatif, je lui dis d'écrire son nom, ce qu'il fit aussitôt. Je lui fis d'autres demandes variées auxquelles il répondit toujours par écrit. Je lui dis d'écrire l'histoire de sa maladie et il écrivit sans hésiter les faits rapportés ci-dessus. Je lui montrai divers objets dont je lui dis d'écrire le nom, il le fit sans jamais se tromper. Alors, au lieu de lui faire la demande de vive voix, désirant vérifier s'il était capable de comprendre le texte écrit, je lui fis, par écrit, diverses questions auxquelles il répondit très exactement. Il écrivait toujours très vite, ne semblait jamais hésiter pour chercher un mot, ne faisait pas de fautes de grammaire ou d'orthographe. Il comprenait également bien le manuscrit et l'imprimé ; quand je lui parlais, il comprenait très bien et ne faisait jamais répéter une question. J'écrivis quelques mots usuels : *Pane, Vino,* etc., et je l'exhortai inutilement à lire à haute voix. Je prononçai moi-même quelques mots faciles à articuler, en le priant de les répéter ; il semblait observer avec grande attention les mouvements de mes lèvres pendant que je parlais, il faisait de grands efforts pour m'obéir, mais n'arrivait jamais à prononcer une syllabe.

Anévrysme de la crosse de l'aorte. Les troubles du langage persistent sans modification pendant vingt jours.

Je conseillai au malade de faire comme s'il était encore enfant. Il devait de nouveau apprendre à parler et je l'engageai à faire des exercices d'articulation d'abord des lettres puis des syllabes. Le malade, intelligent, y fit tous ses efforts et il y avait déjà amélioration quand il quitta l'hôpital.

Je perdis ce malade de vue pendant des années et j'ignorais son sort quand, en février 1882, je le retrouvai à l'hôpital où il était rentré pour des symptômes graves dus à son anévrysme. Il avait presque complètement récupéré la parole. Il me dit qu'il lui avait fallu plus d'un an d'efforts continuels et soutenus avant de pouvoir bien exprimer ses idées et il ne se considérait comme complètement guéri que depuis deux ans ; toutefois, quand il lui arrivait de parler longtemps, s'il voulait dire un mot un peu difficile, par exemple *straordinario,* il s'arrêtait, semblant faire un effort spécial, et néanmoins il lui arrivait souvent d'estropier le mot et de dire, par exemple, *staoddinario.* S'apercevant de la faute, il arrivait à prononcer correctement, après quelques nouvelles tentatives. D'autres fois, dans des cas semblables, il remplaçait le mot qui ne voulait pas sortir par un autre de même sens, mais d'articulation plus facile.

Mort en février des suites de l'anévrysme.

AUTOPSIE. — Méninges cérébrales saines, stase modérée des veines de la pie-mère. — Ramollissement jaune du tiers postérieur de la troisième circonvolution frontale gauche, limité dans la portion comprise entre la scissure prérolandique et le sillon de Sylvius. Il occupe la substance corticale et s'étend seulement à quelques millimètres dans la substance blanche. La première branche, ou frontale inférieure de la sylvienne gauche, est complètement oblitérée par un caillot fibrineux adhérent. Pas de lésions macroscopiques sur les coupes de Pitres (p. 268). Les artères de la base présentent quelques plaques d'athérome.

Ces faits anatomiques plaident donc en faveur de l'autonomie relative des images motrices graphiques; en tout état de cause, il faut en tenir compte dans la discussion de l'existence d'un centre graphique, surtout, lorsqu'on y ajoute les cas, réunis par MM. Gombault et Philippe, dans lesquels la persistance des images motrices graphiques coïncide avec la perte d'autres images verbales telles que les images verbales visuelles ou auditives. Il est indéniable qu'un seul cas d'agraphie pure avec lésion bien localisée serait préférable aux observations précédentes qui ne laissent que supposer l'existence d'un centre graphique. Mais nous croyons être en droit d'invoquer, à l'appui de la doctrine d'un centre graphique, l'observation suivante de Eskridge, où une intervention chirurgicale, intentionnellement dirigée vers le pied de la seconde frontale, aurait été suivie d'une amélioration de l'état de l'écriture du malade.

OBSERVATION VII. — ESKRIDGE. *Agraphie motrice pure par compression du pied de F^2.* (Résumée.)

Homme, 34 ans, éleveur de bestiaux, forte corpulence, sujet à de fréquentes attaques de migraine, écrivait bien et vite. En 1893, premières difficultés pour écrire. Il transposait les lettres dans l'intervalle d'un mot ou bien faisait des fautes d'orthographe. Bientôt son écriture devient incompréhensible; il cessa d'écrire ; il lui fallait plus d'une heure pour écrire une page. Avait été autrefois secrétaire d'un homme politique.

En juillet 1894, douleurs dans la région frontale.

En janvier 1895, étant en train de parler avec sa femme, il se trouve dans l'impossibilité de continuer pendant un quart d'heure ; il lui est impossible alors de proférer un son articulé, cependant il ne perd pas connaissance.

19 avril 1895. Premier examen du malade. Pas de troubles de la motilité ou de la sensibilité, pas de troubles auditifs ou visuels du langage. Parole volontaire possible, mais lente, hésitation pour prononcer certains mots longs ; il semblait réfléchir et se préparer à articuler les mots, il corrigeait spontanément les fautes de prononciation qu'il faisait. Écrit bien son nom ; copie l'imprimé et le manuscrit en manuscrit. Dans l'écriture volontaire, paraphasie en écrivant, transpose les lettres, en omet d'autres, ajoute des mots ; d'où impossibilité de comprendre ce qu'il a écrit, à moins de savoir ce qu'il a voulu dire. Si on lui demande d'épeler quelques-uns des mots qu'il a écrits, il fait les mêmes fautes en épelant ; malgré cette épellation défectueuse, il prononce bien les mots.

24 octobre 1895. Six mois après, second examen. Démence partielle. Trouble de l'écriture corrélatif du trouble de l'épellation. La copie de l'écriture s'exé-

cute bien et plus vite que l'écriture sous dictée ou volontaire. Si on lui épèle les mots, il les écrit correctement. Il lui faut de deux à trois heures pour écrire une lettre de six ou sept lignes, relative à son histoire pathologique, dont il dut donner un fragment, chaque jour pendant six semaines.

Le 5 décembre 1895, trépanation par M. Parkhill dirigée contre une tumeur comprimant le pied de la seconde frontale. On trouve un kyste à contenu citrin qu'on vide, sans autres lésions du cerveau. Après cette opération, amélioration de l'état mental et de l'écriture. Le malade fait moins de fautes en épelant, et pratiquement ce qu'il écrit est devenu facile à lire et à comprendre.

Il a été objecté que, chez les aphasiques moteurs corticaux vrais, l'écriture présente les mêmes imperfections, qu'on donne au malade une plume à écrire ou des cubes alphabétiques. Nous avons pu constater l'existence de ce symptôme chez notre malade (obs. I). M. Mirallié s'appuie incidemment sur ce fait pour rejeter chez les aphasiques moteurs l'explication de l'existence de l'agraphie par la perte des images motrices graphiques. « L'agraphie, dit-il, ne consiste donc pas, chez les aphasiques corticaux moteurs vrais, dans l'impossibilité de tracer sur le papier les lettres et de les assembler en mots, elle ne tient pas à une perte d'images graphiques, elle résulte d'un trouble plus élevé, d'un acte intellectuel, l'impossibilité d'évoquer, dans le langage intérieur, la notion même des lettres et des mots ; en d'autres termes, elle relève de l'altération même de la notion du mot. C'est pour cette raison que les agraphiques ne peuvent pas mieux écrire avec des lettres mises à leur disposition que lorsqu'ils ont une plume entre les doigts. L'agraphie, perte de la notion du mot, et non perte d'une image motrice graphique, n'est donc pas liée à l'altération d'un centre moteur graphique autonome spécialisé par les mouvements de l'écriture. »

Nous nous demandons si une autre hypothèse ne pourrait pas être aussi légitimement proposée pour expliquer ces faits. Est-on absolument en droit d'admettre ou de rejeter l'existence d'un centre d'images motrices graphiques parce qu'un malade est aussi incapable d'écrire en se servant d'une plume, que d'assembler des cubes alphabétiques pour en former des mots ? Il se peut que ces deux manières d'écrire ne résultent pas du fonctionnement des mêmes points de la zone du langage. L'acte d'assembler des cubes alphabétiques ne dépend sans doute pas du centre des images motrices graphiques ; de ce que cet acte est impossible chez un aphasique moteur cortical, il n'est pas encore prouvé qu'à l'état normal il n'existe pas de centre individualisé des images motrices graphiques. Peut-être l'impossibilité pour le malade d'écrire un mot avec des cubes alphabétiques s'explique-t-elle par la perte des images articulo-motrices. M. B r i s s a u d, au Congrès de Lyon, faisait observer, par le développement suivant, que l'épellation consiste dans l'évocation d'une image motrice et non d'une image visuelle.

« Soit, dit-il, un mot à épeler, le mot *plaisir*, par exemple. Chacun de nous peut l'épeler très rapidement de mémoire, sans le lire, P—L—A—I—S—I—R. Il semble que les yeux fermés, nous lisions le mot, que nous apercevons par la pensée comme s'il était écrit au tableau. Mais il faut remarquer que, lorsque nous le lisons au tableau à haute voix, nous le lisons presque toujours moins vite que lorsque nous n'avons qu'à l'épeler de mémoire.

La preuve qu'en épelant de mémoire nous ne lisons pas par la pensée le mot dont nous avons l'image visuelle gravée sur l'écorce pariétale, c'est qu'il nous est impossible d'épeler ce mot de mémoire en sens inverse. J'écris au tableau le même mot *plaisir* renversé, R—I—S—I—A—L—P et je vous invite à l'épeler de gauche à droite, c'est-à-dire dans le sens de la lecture normale. Tous, vous et moi, nous n'avons qu'à lire et cette opération n'est pas plus difficile que celle qui consiste à épeler le mot en le lisant de droite à gauche, c'est-à-dire dans le sens de la lecture arabe. Or nous avons beau nous figurer par la pensée le mot P—L—A—I—S—I—R écrit au tableau, il est évident qu'il nous faut faire un grand effort pour l'épeler, les yeux fermés, dans le sens où l'ordre des lettres est interverti, c'est-à-dire pour l'épeler à l'envers. Lorsque des syllabes muettes entrent dans la composition d'un mot, l'hésitation est encore plus longue... Il est donc faux que l'acte d'épeler, résultat d'une éducation spéciale, implique l'intégrité des centres de la mémoire verbale visuelle. En épelant, nous n'extériorisons pas une image sensorielle... La faculté d'épeler est une faculté acquise, une faculté exclusivement motrice. Quand nous épelons de mémoire, nous enchaînons la série des images littérales motrices dont le mot épelé se compose et que nous extériorisons suivant un ordre appris par cœur. Le maître d'école qui fait épeler B A = BA, D A = DA, etc. fait voir à l'élève la succession des lettres qui font BA et DA et l'élève retient de cet exercice un sou-venir moteur, c'est-à-dire une image motrice. Le centre visuel contribue à l'éducation du centre moteur, mais il est très secondé par le centre auditif. Le maître d'école n'apprend le B A = BA à son élève qu'en le lui ressassant à haute et forte voix. D'ailleurs, d'une manière générale, l'éducation du centre verbal moteur est l'œuvre du centre auditif tout seul. »

Il en découle nécessairement que l'épellation sera altérée chez un aphasique moteur. On peut assimiler l'impossibilité de former des mots avec des cubes alphabétiques à une manifestation extérieure de la difficulté de l'épellation mentale : l'alexie latente mise en évidence chez ces malades par MM. Thomas et Roux est également et dans de certaines limites une preuve de ce trouble de l'épellation. S'il n'est pas démontré que l'assemblage de cubes alphabétiques doive être assimilé à une traduction visible de l'épellation mentale, nous croyons, en revanche, que l'assimilation de ce fait avec l'écriture n'est pas non plus démontrée : si donc l'épellation est un acte moteur, il est forcé que le malade dont les images motrices sont troublées ne puisse plus assembler des cubes. Il ne peut pas en être déduit que ce malade a ou n'a pas d'images motrices graphiques. Partant, la ques-tion de l'existence des images motrices graphiques, envisagée à ce point de vue, reste entière.

Quant à l'opposition qu'il y a entre la faculté de copier un texte lu et l'impossibilité de l'écriture spontanée ou sous dictée, elle trouve sans doute sa cause dans la conservation des images verbales visuelles d'un côté, et l'absence des images articulo-motrices de l'autre. Or les relations entre le centre optique verbal et l'acte de l'écriture sont, de par l'éducation, plus intimes que celles qui exis-tent entre l'acte de l'écriture et les centres auditivo-moteurs. Ici encore il est téméraire de se prononcer absolument dans un sens ou dans l'autre au sujet du centre de l'écriture.

La clinique n'est donc nullement opposée à l'hypothèse d'un centre moteur graphique. Il ne s'agit là d'ailleurs que d'hypothèses, car, ainsi que le dit Sommer, l'anatomie pathologique ne permet qu'une chose : constater la coïncidence de symptômes psychiques plus ou moins isolés avec des lésions en foyer ; c'est théoriquement ensuite qu'on fait des cellules situées au point lésé le lieu de représentations ou d'images se rattachant à la fonction du langage.

L'existence d'un centre de l'agraphie paraissant très admissible, il y avait lieu de rechercher son siège ; deux autopsies seulement dont nous reproduirons le protocole d'après MM. Gombault et Philippe, celle de Charcot et Dutil et celle de Henschen, sont susceptibles d'être utilisées à ce point de vue et cependant elles ne sont pas à l'abri de toute critique. Cliniquement, il ne s'agit pas d'agraphie pure bien que l'agraphie ait été un symptôme dominant, et anatomiquement, les lésions des hémisphères étaient multiples.

OBSERVATION VIII. — CHARCOT et DUTIL. *Agraphie motrice. Lésion de F^2.*
(Résumée.)

Femme de 64 ans qui, dans les vingt-cinq dernières années de sa vie, eut quatre attaques d'apoplexie. La première la laissa complètement agraphique. A ce symptôme s'ajoutèrent ultérieurement, à la suite des autres ictus, de l'embarras de la parole, de l'hémiplégie gauche et finalement des troubles de la déglutition (paralysie labio-glosso-laryngée pseudo-bulbaire). L'agraphie persista pendant vingt-cinq années sans atténuation appréciable. La malade avait conservé les images visuelles des lettres et des mots. Elle pouvait copier tant bien que mal les caractères et les chiffres, mais elle était absolument incapable d'écrire spontanément. Elle n'avait d'ailleurs aucun symptôme de cécité ni de surdité verbale ou psychique.

A l'AUTOPSIE on trouva, sur l'hémisphère droit, cinq petits foyers de ramollissement et deux dans l'hémisphère gauche, dont, l'un de forme arrondie, ayant à peu près les dimensions d'une pièce de vingt centimes, occupait exactement le pied de la deuxième circonvolution frontale, le second foyer occupait le pied de F^3 et la partie moyenne de F^2.

OBSERVATION IX. — *Agraphie. Cécité verbale. Lésions multiples. Un foyer sur le pied de F^2.* (Obs. 28, planches 35, 36, et C de HENSCHEN. Résumée.)

Femme 56 ans. Début le 27 octobre 1885. La malade fut trouvée, par une camarade, couchée, en train d'essayer de lire une lettre ; elle lui aurait raconté qu'elle ne pouvait plus comprendre ce qu'elle avait écrit et qu'elle croyait que cette lettre était faite sans aucun sens ; ladite lettre était pour son fils habitant l'Australie et c'est en l'écrivant que, brusquement, elle n'avait pu lire ce qu'elle faisait (remarquons que cette lettre fut envoyée par une autre personne en Australie et la réponse du fils, arrivée en mars 1886, fait supposer que la lettre était parfaitement sensée).

La parole ne paraît pas être modifiée ce jour-là. Les jours suivants, sa compagne remarqua qu'elle parlait sans suite, que ses réponses n'étaient pas toujours adaptées aux questions et que, d'ailleurs, elle-même n'était pas toujours comprise, cependant elle répondit affirmativement quand on lui demanda si la lettre écrite la veille avait été envoyée.

Entrée le 3 novembre 1885 à la clinique. Examen, quelques troubles de la mémoire et du jugement, mais modérés, la malade comprend immédiatement et complètement tout ce qu'on lui dit, pourvu que cela ne sorte pas de son cercle d'idées ordinaire. On ne note pas de grosse aphasie amnestique, elle parle aisément ; sa parole dans l'ensemble est parfaitement correcte et compréhensible. La mimique est conservée.

Pour la lecture, son acuité visuelle est bonne. Elle lit quelques lettres de l'alphabet ; quand il s'agit de mots entiers, elle reconnaît des lettres de ci de là, mais elle lit très mal l'ensemble : souvent elle essaie de saisir le sens général de la phrase, en lisant les mots du commencement, qui sont lus plus ou moins correctement ; elle ne peut lire sa propre écriture. D'ailleurs son degré de lecture varie un peu suivant les périodes de l'examen. (La malade lisait autrefois et plusieurs personnes ont affirmé qu'elle aimait lire.)

Incapacité de montrer un objet dont on lui fait voir le nom écrit. Impossibilité d'écrire avec les cubes alphabétiques le nom d'un objet qu'on lui donne en main. Faculté de calculer très altérée, impossibilité de calculer la plume à la main.

Pour l'écriture (la malade avait autrefois une écriture parfaitement lisible), elle a conservé la faculté de copier ; en copiant, la malade prononce à haute voix chaque lettre avant de la copier ; si le modèle est placé sur un des côtés de la feuille de papier et si la malade doit écrire sur l'autre côté, l'écriture devient illisible, elle ne peut copier des mots à la suite. L'écriture spontanée est bien plus mauvaise, si l'on demande à la malade d'écrire spontanément *a*, *b*, *c*, le nom d'un objet qu'on lui présente, ou de faire une transcription sur un livre elle ne trace en général que des jambages informes.

Sensibilité normale, motilité à peu près intacte. Pas de vraie hémiopie. Le champ visuel est cependant un peu rétréci.

La malade rentre en mars pour des accidents cardio-pulmonaires.

Examen au 15 septembre 1886, compréhension de la parole conservée.

Le registre des mots est très étendu, semble-t-il ; parfois au cours de la conversation, le mot propre ne vient pas de suite, surtout quand il s'agit d'un nom d'objet ; elle ne se trompe jamais quand on lui dit de choisir entre plusieurs mots qu'on lui propose pour suppléer celui qu'elle cherche en vain.

La malade essaie de lire, y prend plaisir, mais en dépit de ses efforts, elle comprend certainement très mal ce qu'elle lit ; sans doute elle reconnaît çà et là quelques lettres, parfois même elle peut en faire un mot, mais cela ne suffit pas pour qu'elle puisse vraiment lire.

L'écriture est troublée au même degré et de la même façon que la lecture : la malade écrit bien quelques lettres, mais ce n'est pas vraiment de l'écriture.

Pas d'amimie, pas d'aphémie, pas d'hémiopie, pas de paralysie motrice.

En octobre 1886, attaque pendant la nuit : au réveil on note de la torpeur cérébrale, une certaine faiblesse dans le bras gauche, avec légère paralysie faciale gauche. La malade meurt quelques jours après dans l'adynamie progressive. L'attaque avait été légère; le matin la malade avait sa connaissance.

AUTOPSIE. — Elle montre plusieurs foyers de ramollissement dans les deux hémisphères. A gauche, au pied de la seconde frontale un foyer arrondi de 15 millim. sur 20 millim. laissant intacte la frontale ascendante, une bande de ramollissement à l'union de P^2 et de O^2, une dans le sillon qui sépare P^1 de P^2. A droite ramollissement sur la partie médiane de F^2 et F^3; ramollissement très léger des bords des deux circonvolutions rolandiques et ramollissement de la partie antérieure de P^2 de la partie externe de O^2.

Un fait clinique, qui milite fortement en faveur de l'hypothèse de la spécialisation, dans le centre moteur du membre supérieur ou près de lui, d'un centre en rapport avec la fonction du langage, est l'observation, publiée par Grasset, d'un cas d'aphasie de la main droite chez un sourd-muet.

OBSERVATION X.— GRASSET. *Aphasie de la main droite chez un sourd-muet, agraphie, absence de cécité verbale.* (Résumée.)

Homme de 50 ans, sourd-muet de naissance, qui n'a pas appris le langage oral, mais seulement la dactylologie. Depuis deux ans, sans ictus initial, symptômes de ramollissement cérébral par artériosclérose. Le malade peut lire, comprend les questions qu'on lui adresse par la dactylologie, désigne bien les lettres et les mots. Quand il doit répondre, il ne peut se servir que de la main gauche, et absolument pas de la main droite, bien que cette main ait été autrefois employée autant que la gauche au langage des sourds-muets. Il peut répéter des mots avec la main gauche, il ne le peut avec la main droite. Il renonce à réciter l'alphabet des sourds-muets avec la main droite. Pour le reste, cette main n'est que très légèrement parésiée, car le malade s'en sert encore suffisamment.

Diminution de la mémoire et de la vivacité de la compréhension. En même temps qu'aphasique de la main droite, il est agraphique. Autrefois il écrivait bien, aujourd'hui il ne peut plus. Il ne veut même pas essayer. Les deux impotences pour la parole et l'écriture ne sont pas justifiées par la paralysie du bras.

Si donc, dans le centre moteur du membre supérieur, peut réellement se différencier un centre pour la dactylologie, l'existence à ce niveau d'un centre pour la cheirographie paraît très probable. Avec

Henschen on peut donc déclarer en manière de conclusion : « La question de savoir s'il existe un centre de l'écriture ne peut guère être considérée comme résolue, encore moins celle de la situation de ce centre. Théoriquement, il est très vraisemblable de penser qu'il existe un tel centre, analogue au centre de la parole, et de le placer dans le pied de la seconde circonvolution frontale gauche, en avant du centre du membre supérieur. »

Cet exposé ne facilite pas la réponse à la question : Quelle est la cause de l'agraphie relative chez le malade de l'observation I ? Une affirmation catégorique serait hasardée. Le trouble de l'écriture est en effet bien moindre que celui de la parole articulée, il se pourrait qu'il fût autant dynamique qu'organique. Lorsqu'en décembre, notre malade, atteint d'une hémiplégie droite légère, a dû, pendant quelques jours seulement, écrire de la main gauche, il ne s'est très probablement agi que d'une modification dynamique. Si donc actuellement il existe une altération organique, l'amélioration clinique de l'écriture fait supposer que cette altération doit être moins étendue, moins considérable, que celle qui a provoqué la perte du langage articulé. Il est probable que cette lésion est également sous-corticale, mais l'opinion contraire, qui rattacherait les troubles de la parole et de l'écriture à une lésion corticale, pourrait être soutenue et ceci concorde avec ce que nous disions plus haut, de l'impossibilité actuelle de tracer, pour les lésions corticales ou sous-corticales, relativement au langage de transmission, des tableaux cliniques différents.

TRAITEMENT

Il y a plus de 30 ans, Broca écrivait les lignes suivantes :

« Pour ma part, je suis convaincu que, sans rendre aux aphémiques la partie de leur intelligence qui a péri avec une partie de leur cerveau, on pourrait, en y mettant assez de persévérance, en les traitant avec l'infatigable constance de la mère qui apprend à parler à son enfant, on pourrait, dis-je, obtenir des résultats considérables. »

Depuis cette époque, et jusqu'à ces dernières années tout au moins, la thérapeutique des troubles du langage en général, et celle de la perte du langage articulé en particulier, sont restées assez rudimentaires. Cependant en 1882, Kussmaul avait communiqué à l'Association des neurologistes de l'Allemagne du Sud (1) le fait exceptionnel d'un individu aveugle et sourd qu'on était arrivé à mettre en possession du langage oral. Enfin, depuis bientôt une quinzaine d'années en France, le langage oral est enseigné aux sourds-muets.

Pour ce qui est des aphasiques moteurs, leur apprendre à parler c'est leur rendre les images articulo-motrices. On a essayé d'y parvenir en leur enseignant les mouvements exigés par l'articulation des voyelles et des syllabes. Ce mode de traitement peut être mis en parallèle avec la rééducation des muscles volontaires dans l'ataxie locomotrice progressive d'après les travaux de M. Frenkel (de Heiden). La rééducation des aphasiques a été surtout entreprise à l'étranger par M. Gutzmann, en France par MM. Ferré et Danjou, Thomas et Roux. Avant d'exposer les méthodes de ces auteurs, il nous faut déclarer que, si les tentatives thérapeutiques que nous avons faites sur notre malade n'ont pas été couronnées de succès, cela tient au faible nombre de séances que nous y avons consacré.

Dans la méthode de M. Gutzmann, la vue, seule ou aidée du miroir, joue un grand rôle. L'auteur se base sur un fait d'observation courante : « à l'opéra, les paroles d'un chanteur sont beaucoup mieux comprises lorsqu'on se sert de jumelles de spectacle et qu'on peut

(1) KUSMAULS. *Berlin. Kl. Wochen.*, 1882, p. 437.

voir les mouvements des lèvres de l'artiste ». MM. Helot, Houdeville et Halipré ont tiré parti de ce fait, dans la rééducation auditive d'un malade atteint de surdité verbale pure. Il est donc de toute évidence que le malade devra bien observer la bouche du professeur ; — du professeur et non du médecin — car il s'agit ici, comme le disent MM. Féré et Danjou, d'un véritable traitement pédagogique. Le malade devra s'exercer à reconnaître les mouvements d'articulation exécutés par son interlocuteur, que celui-ci soit placé de face ou de profil, et non seulement les mouvements des lèvres, mais aussi ceux des joues et de la mâchoire inférieure. Par l'emploi d'un miroir, le malade pourra, dans de certaines limites, suivre du regard les mouvements qu'il exécute lui-même, en vérifier l'exactitude et s'assurer de la ressemblance dans la disposition de ses organes phonétiques et de ceux du maître. La répétition des mouvements sera ainsi facilitée pour le malade.

A ces deux moyens, vue seule et vue contrôlée par le miroir, Gutzmann en joint un troisième. Celui-ci consiste dans l'emploi, pour l'écriture sous dictée, d'un alphabet spécial, dit alphabet d'images phonétiques. Chaque lettre y est figurée par un dessin schématique ; ce dessin doit rappeler, pour la prononciation de chaque lettre, la forme que prennent, sur une coupe sagittale, les lèvres, la langue, etc., en un mot, les organes qui constituent la cavité de résonance dans la parole articulée.

Gutzmann fait pratiquer des exercices d'articulation d'après des mots entendus et lus et d'après des objets présentés ; enfin des exercices d'écriture sous dictée, en se servant de l'alphabet d'images phonétiques. Par ces procédés, il aurait obtenu une amélioration notable chez des malades, aphasiques depuis six mois à dix ans.

La méthode de MM. Feré et Danjou se distingue de la précédente par l'emploi du toucher combiné à celui de la vue et à celui du miroir. A l'aide de la palpation, le malade doit essayer de se rendre compte des modifications imprimées par l'acte de la phonation, à la cavité de résonance chez la personne qui articule devant lui, et percevoir les vibrations du canal aérien. Cette palpation se fait dans des régions variables de la face et du cou, suivant les différentes lettres. Aux exercices d'articulation proprement dite, s'ajoutent les exercices préparatoires, recommandés par les mêmes auteurs et adoptés dans la pratique de l'enseignement des sourds-muets et du traitement des bègues. Ces exercices sont les suivants : rouler un corps étranger dans la bouche et sous les lèvres ; résister avec la langue et les lèvres projetées à une pression d'avant en arrière ; résister avec la langue à des pressions latérales ; répéter le plus souvent, dans le même temps, des mouvements de propulsion, de latéralité, etc. Ils ont pour but de faire exécuter des mouvements propres à développer la rapidité et l'énergie des mouvements de la langue et des lèvres. C'est la gymnastique préparatoire des organes de la parole.

Il appartient à l'avenir de confirmer les résultats à espérer de cette méthode ; en attendant on peut les soupçonner à la lecture des deux observations de M. Danjou que nous reproduisons pour terminer ce chapitre ; et, pour mémoire seulement, nous rappelons que le traitement chirurgical a été employé par Eskridge dans trois cas d'aphasie motrice.

OBSERVATION XI. — DANJOU. *Éducation d'un enfant aphasique.*

En 1891 nous avons été appelé à donner des leçons d'articulation à un enfant de cinq ans et demi qui ne disait encore que *papa, maman, dada* et un diminutif de son prénom.

L'enfant n'était ni un sourd, ni un débile, ni un rachitique. Ce n'était pas davantage un idiot ou un gâteux. Il se conformait sans peine aux exigences minutieuses et presque sévères d'une famille parfaitement élevée ; son caractère était doux et tranquille plutôt que violent et emporté et son état nerveux ne paraissait en rien exagéré. Ses organes vocaux ne présentaient pas de vices de conformation. On ne pouvait donc attribuer son mutisme à aucune des causes que nous venons d'énumérer. La question d'hérédité semblait également devoir être écartée, les autres enfants étant normaux, et à notre connaissance aucun cas de ce genre n'ayant été relevé dans la famille.

Sans nous attarder à vouloir approfondir la cause de l'infirmité, nous avons essayé d'enseigner l'articulation.

Les leçons ont duré près de trois mois. La plupart des exercices préparatoires à l'enseignement de l'articulation : exercices d'imitation, gymnastique respiratoire et buccale, etc., ont été passés rapidement en revue. L'enfant a toujours compris ce que nous lui demandions de faire, s'il n'a pas toujours réussi à l'exécuter. Le miroir nous a servi fréquemment pour obtenir l'imitation des positions des organes vocaux, mais il n'a pas été d'un usage indispensable. Les obstacles à la réalisation des exercices ont surtout consisté dans l'impuissance des organes vocaux, dans le peu de durée de l'attention et le peu de fidélité de la mémoire.

En même temps que nous avons cherché à enseigner des sons nouveaux, nous avons essayé de donner plus d'assurance, plus d'habileté, aux organes, en faisant répéter les éléments d'articulation déjà acquis. Les difficultés ont été grandes. L'enfant est resté des semaines entières sans pouvoir arriver à répéter, trois fois de suite et d'une seule haleine, la syllabe *pa*. Il disait sans peine *pa* ou *papa*, mais la troisième syllabe ne pouvait sortir de sa bouche. En associant à la parole des mouvements très amples des bras et des jambes, en faisant sauter l'enfant en même temps qu'il parlait, nous avons parfois obtenu cette troisième syllabe. La parole chuchotée a quelquefois produit bon effet, en fixant davantage l'attention que la parole ordinaire. Mais le meilleur résultat a été obtenu en faisant appel simultanément à l'ouïe, à la vue et au toucher.

Faute de temps, nous n'avons pas poussé plus loin ces exercices de syllabation, qui auraient sans doute beaucoup contribué à vaincre l'hésitation des organes.

Un des premiers mots prononcés fut le mot « *image* » dont l'enfant connaissait parfaitement le sens. Bien des fois l'articulation de ce mot dut être réapprise. Un jour l'enfant alla au Louvre et à Notre-Dame. Les tableaux du musée, les vitraux peints de la cathédrale, furent pour lui des images. Le mot fut répété devant chaque peinture nouvelle, cela devint assourdissant. Dans la suite, chaque fois que l'enfant voulut avoir sa collection d'images, il sut très bien la demander de vive voix.

Peu à peu nous lui avons enseigné les noms très courts de quelques personnes de son entourage. Le mot *bonjour* est venu ensuite. Nous avons réussi à faire prononcer à notre élève, avant un dîner, le bonjour qu'il devait souhaiter à un invité. *Bonjour Monsieur de* —. L'enfant répéta ces mots sous la dictée de sa mère, mais il n'aurait pu ce jour-là les employer de lui-même, leur articulation n'étant pas définitivement acquise. Il eût fallu encore de nombreux exercices pour que les mouvements de cette articulation, pour être retrouvés, n'exigeassent plus pour ainsi dire aucun effort de mémoire.

Les parents ayant quitté Paris, nous n'avons pu suivre l'expérience jusqu'au bout, mais la personne, qui assistait aux leçons et était chargée de l'éducation de l'enfant, a dû continuer notre tâche et la mener à bien, car nous venons d'apprendre que l'enfant parle aujourd'hui couramment.

OBSERVATION XII. — DANJOU. *Rééducation d'un aphasique moteur.* (Résumée.)

A..., homme de 51 ans. Aphasie datant de dix ans, totale pendant deux ans, ensuite atténuée. Hémiplégie droite avec contracture du membre supérieur. Paralysie faciale droite.

Pas de surdité verbale. Légère cécité verbale.

Écrit de la main gauche avec beaucoup de difficulté.

Soigné dans le service de M. Féré à Bicêtre.

A la question : *Quand êtes-vous tombé malade ?* A... répond : *Dix-huit ans..... octobre..... neuf : Saint-Denis.*

Il ne peut donner sur-le-champ le nom des membres de sa famille. Ne peut nommer les principaux outils de sa profession. Langage spontané très restreint. Parole répétée très difficile.

Les différents temps du traitement se décomposent en :

Gymnastique préparatoire des organes de la parole.

Articulation des sons.

— des syllabes (syllabation).

— des mots (prononciation).

Débit de la phrase.

SONS. — Les voyelles sont émises sans difficulté. Les consonnes, surtout les labiales, *p f v* et les linguales, *l r*, ne sont articulées qu'après de nombreux exercices. Hésitation dans le mouvement des lèvres pour prononcer la lettre *f*.

SYLLABES ET MOTS. — Les principales combinaisons des sons et des syllabes qui entrent dans la composition des mots sont passées en revue avec des succès divers. Après de nombreux essais, prononciation des mots *antispasmodique*, *chlorate de potasse*, etc.

PHRASES. — Pour rappeler une phrase, l'ouïe et la vue ne sont pas toujours suffisantes ; souvent les mouvements d'articulation d'une phrase sont retrouvés après quelques exercices d'assouplissement des organes vocaux, exercices n'ayant aucun rapport avec l'articulation de la phrase.

Pour fixer une phrase, un grand nombre de répétitions sont nécessaires. La phrase n'est définitivement acquise, qu'à partir du jour où chacun des mouvements élémentaires de son articulation est devenu assez familier aux organes pour que l'ensemble de ces mouvements, et des sons qu'il représente, constitue une véritable unité phonétique. Un assez long temps d'assimilation existe ordinairement avant que A... possède une phrase assez sûrement pour s'en servir au moment voulu.

Lorsque A... veut répéter après nous la phrase non encore fixée : « *Je suis né le six août mil huit cent quarante-quatre* » ; s'il respire avant d'être arrivé au bout, rien n'est fait, le reste de la phrase est oublié. A... veut se reprendre, il s'aperçoit qu'il vient encore d'oublier le commencement même de la phrase. Ses paroles sont alors incohérentes : « *Je suis né quarante-quatre* », « *je suis naissance quatre* », « *le dix août quatre* », « *je suis quatre-vingt-quatre* », « *mil huit cent quatre* », « *trente-quatre* », etc. Si, au contraire, A... rassemble ses forces pour débiter cette phrase d'une seule haleine, il y réussit maintes fois et presque avec aisance.

Il serait parvenu à réciter la phrase suivante : « *Monsieur le docteur, je désirerais beaucoup avoir des lunettes, voulez-vous être assez bon pour m'en donner.* »

Malgré la grande faiblesse d'attention manifestée par le malade dans ces exercices, il serait arrivé à causer assez volontiers.

CONCLUSIONS

L'étude de l'aphasie a toujours exigé l'adjonction, à l'examen anatomo-clinique, d'un exposé théorique du mécanisme du langage. De
là est née cette grande quantité de schémas, destinés à expliquer et
à prévoir toutes les variétés de l'aphasie. Si l'accord n'existe pas
entre ces diverses théories, c'est qu'elles ont un caractère trop psychologique et ne relèvent pour ainsi dire que de l'observation intérieure. Parmi les hypothèses, proposées pour interpréter les altérations morbides du langage, celle de Charcot doit actuellement être
conservée.

Ce serait une œuvre prématurée que de vouloir donner des aphasies une description nosographique, reposant sur la localisation
régionale de la lésion. L'étude de ce syndrome de fonctions se ramène
aujourd'hui à celle du langage oral et du langage écrit, dans leurs
modes de compréhension et de transmission, qu'ils émanent du malade ou d'autrui.

Le centre du langage articulé, situé dans le pied de la troisième
circonvolution frontale gauche, est un centre supérieur, uniquement
psycho-moteur. Il ne préside à l'acte de la parole articulée que d'une
façon en quelque sorte indirecte, en commandant à des centres secondaires; ceux-ci auraient sous leur dépendance les organes chargés
essentiellement de l'émission du son et de l'articulation de la parole.

Les aphasies motrices sous-corticales seraient produites par une
modification organique de la substance blanche au voisinage immé-
diat de l'écorce; par suite, la nécessité d'une différenciation nosographique des aphasies motrices, en corticales et sous-corticales, est
contestable; car d'une part, les lésions, soit immédiatement, soit con-
sécutivement, ne restent pas exclusivement limitées à l'écorce ou à la
substance blanche; d'autre part, dans les deux cas, les symptômes
sont identiques ou presque identiques.

L'alexie même latente n'est pas un symptôme constant de l'aphasie motrice.

L'existence des images motrices graphiques ne peut pas être absolument démontrée : elle est néanmoins très probable. Les différents arguments, proposés pour ou contre un centre des images motrices graphiques, ne donnent que des présomptions, non des certitudes. Si ce centre existe, il faut le localiser approximativement dans la région du pied de la deuxième circonvolution frontale gauche.

Le traitement des aphasiques moteurs doit consister dans la rééducation des mouvements de la parole.

TRAVAUX CONSULTÉS

Ballet. — *Le langage intérieur*. Th. agrég., 1886.

Ballet et **Boix.** — Aphasie motrice avec lésion circonscrite. *Archives de Neurologie*, 1892, II, p. 231.

Banti. — L'aphasie et ses formes. *Lo Sperimentale*, 1886, vol. **57**, p. 261.

Bastian. — On aphasia. *Lancet*, 3 avril 1897, p. 933.

— Autopsie d'un cas d'aphasie ayant duré dix-huit ans. *British med. J* 28 novembre 1896.

Bernard. — *De l'aphasie*. Thèse Paris, 1885.

Bianchi. — Ueber die Funktion des Stirnlappens. *Berlin. klin. Wochensch.*, 1894, p. 309.

— Rapport sur les aphasies. *Semaine médicale*, 1896, p. 429.

Bleuler. — Zur Auffassung der subkortikalen Aphasien. *Neurol. Centr. Bl.*, 1892.

Blocq. — De l'aphasie sous-corticale. *Gazette hebdomad.*, 1891, p. 230 et 272.

Bouillaud. — *Bulletins de l'Académie de médecine*, 1839, t. IV, p. 282 et 333 ; 1848, t. XIII, p. 699 et 779 ; 1864-65, t. XXX, p. 575.

Bouisson. — Aphasie motrice, lésion de l'insula, etc. *Soc. anat.*, 1888, p. 800.

Broca. — Remarques sur le siège de la faculté du langage articulé, suivies d'une observation d'aphémie. *Soc. anat.*, 1861, p. 330.

— Nouvelle observation d'aphémie produite par une lésion de la moitié postérieure des deuxième et troisième circonvolutions frontales. *Soc. anat.*, 1861, p. 398.

— Lettre à Trousseau, etc. *Gaz. des hôpit.*, 1864, p. 35.

— *Bulletins de la Société de chirurgie*, 1864, t. V, p. 51.

— *Bull. Soc. Anthropologie*, 1864, p. 362 et 1865, p. 380.

Brissaud. — Article « Aphasie » in *Traité de médecine* de Charcot, Bouchard et Brissaud.

— Aphasie d'articulation et aphasie d'intonation. *Leçons sur les mal. nerv.*, 1895, p. 521, et *Semaine méd.*, 1894, p. 341.

Byrom Bramwell. — Illustrative cases of aphasia. *Lancet*, 27 mars 1897.

Cestan. — Aphasie sensorielle. *Soc. anat.*, 1897, p. 124.

Charcot. — Leçons sur l'aphasie. *Progrès médical*, 1883.

Charcot (J.-B). — Appareil destiné à évoquer les images motrices graphiques chez les sujets atteints de cécité verbale. *Soc. Biol.*, 11 juin 1892.

— Article « Aphasie » *Manuel de médecine* Debove-Achard, t. IV.

Charcot (J.-B.) et **Dutil.** — Agraphie motrice suivie d'autopsie. *Mém. Soc. Biol.*, 1893, p. 129.

Danjou. — Essai de traitement pédagogique de l'aphasie motrice. *Rev. internation. de l'enseignement des sourds-muets*, avril-mai 1896.

— L'aphasie chez l'enfant. Essai de traitement pédagogique. *Rev. intern. enseign. d. sourds-muets*, octobre 1896.

Dejerine. — Aphasie et hémiplégie droite. Intégrité de la troisième frontale, lésion du faisceau pédiculo-frontal inférieur, etc. *Soc. anat.*, 1879, p. 16.

— Étude sur l'aphasie dans les lésions de l'insula de Reil. *Rev. Médecine*, 1885, p. 174.

— Sur un cas d'aphasie sensorielle (cécité et surdité verbales) suivi d'autopsie. *Soc. Biol.*, 1891, p. 167.

L.

Dejerine. — Sur un cas de cécité verbale avec agraphie. Autopsie. *Soc. Biol.*, 1891, p. 197.

— Aphasie motrice sous-corticale et localisation cérébrale des centres laryngés (muscles phonateurs). *Soc. Biol.*, 1891, p. 155.

— Troubles de l'écriture chez les aphasiques. *Mém. Soc. Biol.*, 1891, p. 97.

— Étude anatomo-pathologique et clinique des différentes variétés de cécité verbale *Mém. Soc. Biol.*, 1892, p. 61.

— Remarque à propos de la communication de MM. J.-B. Charcot et Dutil. *Mém. Soc. Biol.*, 1893, p. 133.

Dejerine et **Mirallié.** — Sur les altérations de la lecture mentale chez les aphasiques moteurs corticaux. *Soc. Biol.*, 1895, p. 523.

Dufour. — Hémiplégie droite. Ancienne aphasie motrice ayant disparu au bout de deux ans. Ramollissement du pied de la troisième frontale gauche. *Soc. anat.* 1895, p. 492.

Eskridge. — Symptomes of speech disturbances as aids in cerebral localization. *University Medical Magazine*, janvier 1897.

— Cyst of the brain in the foot of the left second frontal convolution; motor agraphia (?) from inability to spell; evacuation of the cyst; improvement; traumatic meningeal hemorrhage two months later, second operation, recovery. *Med. News*, 1896, vol. **49**, p. 122.

Féré. — Étude physiologique de quelques troubles de l'articulation. *Nouvelle Iconographie de la Salpêtrière*, 1890, p. 168.

— Traitement pédagogique de l'aphasie motrice. *Soc. Biol.*, 1895, p. 735.

— Le traitement pédagogique de la surdité et en particulier de la surdité verbale. *Rev. internat. enseignement des sourds-muets*, avril-mai 1896, *Belgique médicale*, 1895, II, p. 377.

— La rééducation des aphasiques. *Rev. gén. de clin. et de thérapeut.*, 12 décembre 1896.

Fischer. — *Du rappel de la parole chez les aphasiques.* Th. Bordeaux, 1887.

Freund. — Ueber optische Aphasie und Seelenblindheit. *Arch. f. Psychiatrie*, vol. IX, p. 276 et 371.

Galassi. — Les faisceaux moteurs de la parole. *Riforma med.*, 5 janvier 1892.

Goldscheider. — Ueber centrale Sprach= Schreib= und Lese=störungen. *Berliner klin. Wochensch.*, 1892, p. 64, 100, etc.

— Bemerkungen über einige Fälle von Aphasie *Charité. Annalen*, XIX, p. 111.

— Zur Physiologie und Pathologie des Handschreibens. *Arch. f. Psychiat.*, vol. XXIV.

Goldscheider et **Mueller.** — Zur Physiologie und Pathologie des Lesens. *Zeitsch. f. Klin. Med.*, vol. XXIII, 1893.

Goldscheider et **Blechler.** — Versuche über die Empfindung des Widerstandes. *Arch. f. Anat. u. Physiol. (Physiolog. Abtheil.)*, 1893, p. 536.

Goldstein. — Revue analytique sur l'aphasie. *Schmidt's Jahrbücher*, 1897, vol. **253**, fasc. 1.

Gombault et **Philippe.** — Contribution à l'étude des aphasies. *Arch. médec. expériment.*, 1896, p. 371 et 545.

Gossen. — Ueber zwei Fälle von Aphasie. *Arch. f. Psychiat.*, vol. XXV, p. 74, 1893.

Gowers. — *Diseases of the nervous system.* Londres, 1888.

Grashey. — Ueber Aphasie und ihre Beziehungen zur Wahrnehmung. *Arch. f. Psychiat.*, vol. XVI, 1885.

Grasset. — Des diverses variétés cliniques d'aphasie. *Nouveau Montpellier médical*, 1896, p. 121, 141, 161.

Grasset. — Aphasie de la main droite chez un sourd-muet. *Progr. méd.*, 1896, II, p. 281.

Gutzmann. — Heilungsversuche bei centro-motorischer und centro-sensorischer Aphasie. *Arch. f. Psychiat.*, vol. XXVIII, fasc. 2, 1896.

Halipré. — *La paralysie pseudo-bulbaire d'origine cérébrale.* Th. Paris, 1894.

Hélot, Houdeville et **Halipré.** — Surdité verbale de conductibilité (Surdité verbale pure). *Rev. neurolog.*, 1896, p. 353.

Henschen. — *Klinische und anatomische Beiträge zur Pathologie des Gehirns,* vol. I, II, III, 1890-1896. Upsala.

Herzen. — Un cas d'aphasie congénitale chez un garçon de cinq ans. *Rev. méd. Suisse romande*, 1895, n° 11.

Hirt. — *Pathologie et thérapeutique des maladies du système nerveux.* Traduct. française, 1891.

König. — Un cas d'aphasie. *Neurolog. Centr. Bl.*, 1897, p. 47.

Kostenich. — Ueber einen Fall von motorischer Aphasie, zugleich ein Beitrag zur Frage nach der anatomischen Grundlage der Pupillenstarre. *Deutsch. Zeitsch. f. Nervenhlkd.*, 1893, vol. IV, p. 369.

Kussmaul. — Die Störungen der Sprache. *Ziemmsen's Handbuch.* Bd. XII, Anhang 1877. Trad. française Rueff. Paris, 1884.

Lahousse. — Article « Aphasie ». *Diction. de physiologie* de Ch. Richet.

Lélut. — Rapport sur un mémoire de M. Marc Dax (de Sommières). *Bull. Acad. méd.*, 1864-1865, vol. XXX, p. 173.

Leva. — Zur Lokalisation der Aphasie. *Virchow's Archiv*, 1893, vol. **132**, p. 333.

Leyden. — Sur l'anarthrie. *Berlin. klin. Wochensch.*, 1867, n° 8.

Lichtheim. — Ueber Aphasie. *Deutsch. Arch. f. klin. Med.*, 1885, vol. **36**, p. 204.

Maak. — Des altérations amnestiques de l'écriture. *Central. Bl. f. Nervenheilk.*, octobre 1896.

Mantle. — Aphasie motrice et sensorielle. *British med. J.*, 6 février 1897.

Marcé. — Sur quelques observations de physiologie pathologique tendant à démontrer l'existence d'un principe coordonnateur de l'écriture et ses rapports avec le principe coordonnateur de la parole. *Mém. Soc. Biol.*, 1856, p. 93.

Marie (P.). — De l'aphasie. *Rev. médecine*, 1883, p. 693.

— De l'aphasie en général et de l'agraphie en particulier d'après l'enseignement de M. le professeur Charcot. *Progr. méd.*, 1888, p. 81.

Mirallié. — Mécanisme de l'agraphie dans l'aphasie motrice corticale. *Soc. Biol.* 1895, p. 250.

— *De l'aphasie sensorielle.* Th. Paris, 1896.

Müller. — Ein Beitrag zur Kentniss der Seelenblindheit. *Archiv f. Psychiat.*, vol. XXIV, p. 856.

Naunyn. — Rapport sur les aphasies. *Deutsch. med. Woch.*, 1887, p. 365.

Onuf (Onufrowicz). — Sur l'aphasie. *Journal of nerv. and ment. diseases*, décembre 1896 et février 1897.

Pick. — Neue Beiträge zur Pathologie der Sprache. *Arch. f. Psychiatrie*, vol. **28**, fasc. 1, 1896.

Pierce Clark. — Two experiments in restoring lost speech or partial restoration of speech by systematic education. *Journ. of the American med. Assoc.*, 1896, vol. **26**, p. 825.

Pitres. — *Sur les lésions du centre ovale des hémisphères cérébraux.* Th. de Paris, 1877.

Pitres. — Agraphie motrice pure. *Rev. Médecine*, 1884, p. 855.

— Rapport sur les aphasies. *Procès-verbaux, mémoires, etc., du Congrès français de médecine*, 1re session, Lyon 1894, p. 266.

— Étude sur l'aphasie chez les polyglottes. *Rev. Médecine*, 1895, p. 873.

Prévost. — Aphasie motrice sans agraphie (Obs. clinique.) *Rev. méd. Suisse romande*, 1895. p. 309.

Raymond (P.). — Le lobe de l'insula dans ses rapports avec l'aphasie. *Gaz. des hôpitaux*, 1890, p. 649.

Redlich. — De la soi-disant alexie sous-corticale. *Jahrb. f. Psychiat. u. Neurolog.*, vol. XIII, p. 245.

Remak. — Aphasie et mouvements associés. *Neurolog. Central Bl.*, 1897.

Roux (Joanny). — Rapports entre l'hémianopsie latérale droite et la cécité verbale. Th. Lyon, 1895.

Sachs. — Vorträge über Bau und Thätigkeit des Grosshirns u. die Lehre von der Aphasie u. Seelenblindheit. Breslau, 1893.

Sommer. — Theorie der cerebralen Schreib= u. Lese===störungen. *Zeitsch. f. Psychol. u. Physiol. der Sinnesorgane*, 1893, vol. V, p. 305.

Souques. — A propos d'un cas d'agraphie sensorielle. *Revue neurol.*, 1894, p. 65.

Strümpell. — Ueber Störungen des Wortgedächtnisses u. der Verknüpfung der Vorstellungen bei einem Kranken mit rechtseitiger Hemiplegie. *Deutsch. Zeitsch. f. Nervenheilk.*, vol. IX, fasc. 5 et 6.

Thomas et Roux. — Aphasiques moteurs corticaux. Troubles latents de la lecture mentale. *Soc. Biol.*, 1895, p. 531.

— Défaut d'évocation spontanée des images auditives verbales chez les aphasiques moteurs. *Soc. Biol.*, 1895, p. 731.

— Rééducation de la parole dans l'aphasie motrice. *Soc. Biol.*, 1895, p. 733.

— Pathogénie des troubles de la lecture et l'écriture chez les aphasiques moteurs corticaux. *Soc. Biol.*, 22 février 1896, p. 210.

Treitel. — Ueber Aphasie im Kindesalter. *v. Volkmann's Sammtl. klin. Vorträge.* N. F. Nr. 64, 1893.

Varnaly. — Un cas d'aphémie sous-corticale compliquée de surdité verbale passagère. *Roumanie médicale*, II, p. 182.

Vetter. — Ueber die neueren Experimenten am Grosshirn mit Bezugnahme auf die Rindenlokalisation beim Menschen. *Deutsch. Arch. f. Klin. Med.*, vol. **52**, p. 352.

Wernicke. — Der aphasische Symptomencomplex. Breslau, 1874.

— Ueber die motorische Sprachbahn und das Verhältniss der Aphasie mit Anarthrie. *Fortschritte d. Med.*, 1884, p. 1 et 405.

— Einige neueren Arbeiten über Aphasie. *Forschritte d. Med.*, 1885, p. 824 ; 1886, p. 371 et 463.

Wyllie. — The disorders of the speech. *Edinburgh Med. J.*, vol. **38** et **39**.

Wyssmann. — Aphasie u. verwandte Zustände. *Deutsch. Arch. f. Klin. Med.*, 1890, Vol. **47**.

Ziehen. — Aphasie. In Eulenburg's Real-Encyclopädie der gesammten Heilkunde, 1894. *Neurolog. Centr. Bl.*, 1894, p. 697.

Ziehl. — Observ. clinique d'un cas de surdité verbale et d'aphasie sensorielle sous-corticale. *Deutsch. Zeitsch. f. Nervenheilk.*, vol. VIII ; *Neurolog. Central Bl.*, 1896, p. 594.

TABLE DES MATIÈRES

IMPRIMERIE LEMALE ET Cⁱᵉ, HAVRE